明代徐凤针灸
学术思想及学术贡献研究

王薇 著

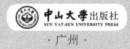

版权所有　翻印必究

图书在版编目（CIP）数据

明代徐凤针灸学术思想及学术贡献研究/王薇著．—广州：中山大学出版社，2016.6

ISBN 978-7-306-05251-3

Ⅰ.①明… Ⅱ.①王… Ⅲ.①针灸学－研究 Ⅳ.①R245

中国版本图书馆CIP数据核字（2015）第074030号

Mingdai Xufeng zhenjiu xueshusixiang ji xueshugongxian yanjiu

| 出 版 人：徐　劲
| 责任编辑：曾育林
| 封面设计：小鸟设计工作室
| 责任校对：高　洵
| 责任技编：黄少伟
| 出版发行：中山大学出版社
| 电　　话：编辑部 020-84111996，84113349，84111997，84110779
| 　　　　　发行部 020-84111998，84111981，84111901，84111160
| 地　　址：广州市新港西路135号
| 邮　　编：510275　传　真：020-84036565
| 网　　址：http://www.zsup.com.cn　E-mail:zdcbs@mail.sysu.edu.cn
| 印 刷 者：虎彩印艺股份有限公司
| 规　　格：787mm×1092mm　1/16　7.5印张　200千字
| 版次印次：2016年6月第1版　2016年6月第1次印刷
| 定　　价：35.00元

如发现本书因印装质量影响阅读，请与出版社发行部联系调换

序

　　培根说："读史使人明智，读诗使人聪慧，演算使人精密，哲理使人深刻，伦理学使人有修养，逻辑修辞使人善辩。"通过研究具有伟大成就的古人思想和学术著作，能够深刻体会到其间所蕴含的鲜活的人文情怀、至深的哲学奥理、文字沁人心脾的隽永与美感，这就是文化沉淀所迸发的生命力、历史沉淀所阐发的古朴气息、人格沉淀所表现的精神气魄。

　　习近平主席指出："中医药学是中国古代科学的瑰宝，也是打开中华文明宝库的钥匙。"针灸学是中医药宝库中的一朵奇葩，是民族的精粹，更是世界的非物质文化遗产。2010年针灸被列入"人类非物质文化遗产代表作名录"，意义重大而深远，使针灸在当今世界再一次焕发蓬勃生机。当今世界人们对治疗疾病的药物副作用越来越关注，越来越多的人在治疗疾病时更倾向于应用物理治疗，人们需要无毒副作用的、物理的、绿色的治疗手段和方法。以天人合一、整体审查、辨证施治为原则的针灸治疗，通过非药物的物理刺激激发人体自我调节功能而实现健康的目的，几千年来，为人类生命健康做出了重要的贡献。针灸在去除顽疾，造福人类方面具有其他治疗手段不可媲美的特点和优势。但是，如何在现代社会充分发挥这些特点和优势尤为重要，很重要的一点就是要挖掘和传承传统理论和方法，而著名的古代伟大医家就是一个重要的载体，他们的学术思想和学术贡献都有待于深入挖掘与整理。古为今用，传承创新，让现代中医人汲取古人思想精华的养分。

　　徐凤，明代著名针灸医家，生活于14世纪下半叶至15世纪上半叶。徐凤作为针灸医家，在针灸发展史上具有重要的学术地位，在针刺手法和古代针灸时间医学方面更是做出了重要的贡献。宋、金、元时期是针灸学的昌盛发展时期，明朝是针灸学成就的集录总结时期，而徐凤及其所撰《针灸大全》所处的时代，恰在这两个辉煌时代的中间，起到了继承前人，发端后者的作用。而徐凤学术思想集中体现在其所撰《针灸大全》一书中。作者以研究徐凤及《针灸大全》学术思想为平台，加强对古文献的研究，取其精华，去其糟粕，使针灸学术思想"古为今用"，焕发新的活力。

徐凤著书图及《针灸大全》书影

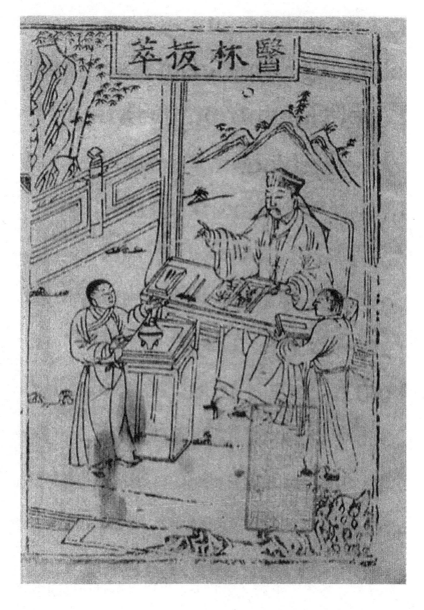

徐凤著书图（明刊本，中国中医科学院图书馆藏）

新鍥大醫院參訂徐氏鍼灸大全卷之五

此金針賦乃先師秘傳之要法得之者勿輕泄必待價之金乃可謂此子今以濟人為心更不敢藏而秘之載于卷中與同志之士共知學者倘勿輕視茍能熟讀詳味必當見之則用針之法盡于此矣

○金針賦序

大明洪武庚辰仲春予學針法初學於洞玄先生嘉仲曉公明年父沒過雎陽又學於東隱先生九思彭公深得二先生發明賢太師針道之書搢岐風谷飛經走氣補瀉之法遂江湖間訪師他師皆不過庸談其鮮及求精微之秘百不一二間有知者亦莫盡知其奧予於是慨於心則知巷所得峯門深胸臆云

《針灸大全》書影（明刊本，中國中醫科學院圖書館藏）

内 容 摘 要

一、选题背景及研究目的、意义

徐凤，生活于14世纪下半叶至15世纪上半叶，为明代著名针灸医家。徐凤作为针灸医家，在针灸发展史上具有重要的学术地位，在针刺手法和古代针灸时间医学方面更是做出了重要贡献。宋、金、元时期是针灸学的昌盛发展时期，明朝是针灸学成就的集录总结时期，而徐凤及其所撰《针灸大全》所处的时代，恰在这两个辉煌时代的中间，起到了继承前人，发端后者的作用。而徐凤学术思想集中体现在其所撰《针灸大全》一书中。

通过CNKI、万维论文数据库检索并查阅其他文献，对徐凤学术思想在临床应用与实验的研究虽然已达一定程度，但对徐凤学术思想在理论方面进行全面系统总结、研究还是空白，全面研究徐凤针灸学术思想的文献也并不丰富，相关专著更是屈指可数，这与徐凤的学术贡献与地位并不相称。因此，我们认为有必要对徐凤针灸学术思想做一系统、全面的总结与提炼。

本书以明代针灸医家徐凤撰《针灸大全》为研究基础，在现有文献和论著的基础上，从《针灸大全》入手，条分缕析，对其成书年代、版本、内容和体例及其学术特点进行分析，以期能够全面、系统地反映和提炼徐凤针灸学术成就及针灸学术思想，探讨徐凤针灸学术思想的学术地位和价值及其对针灸学理论的学术贡献，并期望能为针灸学的传承与发扬提供新的思路和方法，对更好地把握与挖掘先贤针灸理论有所裨益，对现代针灸理论的继承与发展创新有所启示。

二、研究的主要内容与方法

以1987年人民卫生出版社出版的郑魁山教授点校的《针灸大全》为研究版本,在传统的学术思想文献整理方法的基础上,利用文献学和目录学方法,通过本院图书馆、甘肃省图书馆及CNKI、万维论文互联网数据库等,检索相关文献、医史背景、著作书目、论文、期刊、书籍等,查找并收集徐凤及《针灸大全》相关著作及文献资料,并对相关文献进行筛选,对筛选出的资料结合分类研究、比较研究,以及提要、索引等方法进行横向、纵向的综合分析研究。对《针灸大全》的学术特点进行梳理、分析、归纳。在此基础上,从宋、金、元时期针灸学术发展的历史、特点和成就出发,对徐凤学术思想形成的时代背景、形成基础、思想源流及学术贡献和地位进行分析研究,提炼并总结了徐凤主要针灸学术思想及影响,同时对其主要学术思想进行剖析,以明晰徐凤学术思想的渊源,探讨其学术思想对后世针灸学的影响和对当代针灸学发展的指导意义。

三、研究结果

徐凤的针灸学术思想博大精深,既有渊源可循,又有发挥创新。徐氏针灸学术思想继承《内经》、《难经》中的针灸思想,深受窦汉卿学术思想的影响,重视针刺手法研究,推崇按时取穴思想。其著作《针灸大全》收集明以前针灸学之名篇佳作,并结合自己的临证经验,对先贤理论有所创新与突破,集中体现在:①推崇窦氏思想,以极高的水平注解《标幽赋》,后之学者无出其右;②继承先贤理论,其《针灸大全·金针赋》中总结下针十四法,首倡针刺三才分层说,首提飞经走气四法和治病八法;③推崇按时取穴思想,编子午流注按时定穴诀,完备灵龟飞腾之法,为后世所尊;④重视灸疗之宜忌,灸时应随证灵活应用,不应拘于陈规;⑤考证同身折量法之中指同身寸,考定穴位,编纂歌诀使后学者易于记诵;

⑥创新针灸著作体例，发明代歌赋体编书之开端；⑦首次收录众多针灸名篇，既保存了针灸文献，又传承了针灸学术思想。

四、研究结论

《针灸大全》是一部理论与实践相结合的针灸专著，是徐凤针灸学术思想的集中体现，而其所形成的主要学术思想，对针灸学发展的贡献不可磨灭。这种贡献不仅对后世产生了重要的影响，而且对当代针灸学的发展也有指导意义。徐凤针灸学术思想是对前人思想的继承、发展与创新，这种"师先贤而不泥于成法，考古籍而不囿于目见"的创新精神对针灸学的发展具有积极而深远的意义，但其中亦有因历史局限性所带来的问题，我们应当去其糟粕，以批判的观点去看待。

徐凤作为一代针灸医家，为针灸学的发展做出了杰出的贡献。我们可以《针灸大全》作为研究徐凤学术思想的平台，体会其理论价值，加强对古文献的整理研究，取其精华，去其糟粕，进一步开发利用，推动针灸学的发展，使古老的针灸学术思想"古为今用"，指导医学实践，焕发新的活力。

关键词：徐凤　针灸　学术思想　贡献　研究

ABSTRACT

Research background, aim and its significance

Xu Feng, who lived between the 14th century and the 15th century, was a well-known acupuncturist in the Ming Dynasty. His academic thought plays a very important role in the development of acupuncture and moxibustion, especially his needling method and his contribution to time medicine. During the Song, Jin and Yuan Dynasties, science of acupuncture and moxibustion developed to its peak and the period of the Ming Dynasty was when the achievements in this area was accumulated and summarized. It is just in between these two prosperous ages that Xu Feng lived with his great work *Zhenjiu Daquan* which is the very embodiment of his academic thought.

Through retrieval of CNKI and Wan Wei database, as well as other literature, it is necessary to make a systematic and comprehensive conclusion of Xu's academic thought of acupuncture and moxibustion, as despite the research into his academic thought in clinical treatment and experimental study, it lacks thorough theoretical study and literature research with very few of related monograph published, which doesn't match his contribution and academic status.

This book based on *Zhenjiu Daquan* by Xu Feng and related literature works, makes an analysis of its publishing time, edition, content and genre as well as its academic characteristics so as to have a full view of Xu's academic achievements, status, value and his contribution to science of acupuncture and moxibustion, which might provide new ways of inheriting and carrying forward science of acupuncture and moxibustion, and enlighten the innovative development of modern science of acupuncture and moxibustion.

Main content and research method

With *Zhenjiu Daquan* proofread by professor Zheng Kuishan and published by People's Medical Publishing House in 1987 as its research edition, this paper, on the basis of traditional literature research method, utilize philology and bibliography to search the related classics, background of medical history, title catalogue of works, theses, periodicals and monographs through CNKI and Wan Wei database, libraries of our college and Gansu Province, and select the related documents, which ends in a cross-sectional and longitudinal synthesis of academic characteristics of *Zhenjiu Daquan* in combination with classification and comparative study as well as synopsis and index method. Furthermore, based on the development and achievements of acupuncture and moxibustion during the Song, Jin and Yuan Dynasties, it makes an analytical investigation into historical background, basis of formation, origins as well as Xu's academic contribution and status in order to summarize and analyse his academic thought of acupuncture and moxibustion and its influence upon the later generations and the contemporary science of acupuncture and moxibustion.

Research results

Xu Feng's academic thought is profound with clear origin and innovative development, as it inherited acupuncture-moxibustion thought in *Nei Jing* and *Nan Jing*, and was greatly influenced by Dou Hanqing's academic thought, attaching great importance to needling method and selecting acupoints in accordance with time. *Zhenjiu Daquan* by Xu Feng is a collection of great works before the Ming Dynasty and an innovative development in combination with his own clinical experience, which is embodied in the following aspects: ① praise highly of Dou's academic thought with high-level explanatory notes on *Biaoyou Fu* with no later match; ② summarize the fourteen needling methods, initiate three-layered needling method and the four methods of Feijing Zouqi as well as the eight methods of treating deseases; ③ speak highly of selecting acupoints in accordance with time and write verses in midnight-noon ebbflow method for selecting acupoints, perfect the Linggui Feiteng method and respected by the later generations; ④ attach great importance to compatibility and incompatibility of moxibustion therapy, hold that the time of moxibustion shouldn't be restricted to old rules but to be chosen according to syndrome; ⑤ make a textual research into Zhongzhi Tongshencun of Tongshen Zheliang method and write verses of acupoints for easy recitation of later learners; ⑥ innovate genre of acupuncture works and invent the song and ode genre of composing books; ⑦ include many great acupuncture works for the first time, preserving and inheriting academic thought of acupuncture and moxibustion.

Conclusions

Zhenjiu Daquan is a monograph concerning the theory and practice of acupuncture and moxibustion and is the very embodiment of Xu Feng's academic thought which makes a great contribution to the development of acupuncture and moxibustion and exerts great influence upon the later generations, especially of contemporary science of acupuncture and moxibustion. Xu Feng's academic thought is the inheritance, development and innovation of his forefather's, which has positive and far-reaching significance for the development of acupuncture and moxibustion. Nevertheless, it has its own historic limitations and we should reject the dross and assimilate the essence.

As a well-known acupuncturist, Xu Feng made great contribution to the science of acupuncture and moxibustion. With *Zhenjiu Daquan* as research platform, we cherish its theoretical value and reinforce the research into ancient classics, rejecting the dross and assimilating the essence to push and enrich the development of acupuncture and moxibustion, which will in turn guide the clinical practice and have a new look in modern days.

KEY WORDS: Xu Feng; acupuncture and moxibustion; academic thought; contribution; research

前　言

　　为探讨徐凤对针灸学的贡献，总结并提炼其针灸学术思想精华，本书以徐氏《针灸大全》为基础，从徐氏生平及其著作《针灸大全》考证入手，对徐氏《针灸大全》的学术特点进行了总结，对徐凤针灸学术思想的形成及其对针灸学发展的主要贡献进行了阐述，对徐凤针灸学术思想的主要内容及影响进行了分析研究，对徐凤针灸学术思想内涵进行了深入剖析。

　　徐凤为明代著名针灸医家，一生潜心研究岐黄之术，专攻针灸，继承前人针灸理论，结合自己临床经验和理论研习心得，编撰成《针灸大全》一书。该书是明代最早的一部汇集类针灸专书，其内容被明代《针灸聚英》、《针灸大成》等书大量引录，对明以后的针灸学产生了较大的影响。其中所反映的针灸学术思想对后世影响较大。《针灸大全》具有博而不繁，约而不漏；医理简要，治证切用；博采众长，传承精品；韵律和谐，朗朗上口；幽意阐发，继承创新等鲜明的学术特点。

　　徐凤针灸学术思想的形成有其深刻的历史背景。徐凤生活的时代是元末明初，而这之前的宋、金、元时期是针灸医学发展的昌盛时期。这一时期是我国中医学发展史上继张仲景所处的汉代后具有里程碑意义的一个时期，针灸学的发展更是日臻成熟，达到全盛时期。这一时期政治、社会、经济、文化等方面空前的发展，为徐凤学术思想的形成奠定了社会基础。而这一时期针灸理论和实践的新成果、新理论脱颖而出，针灸名家众多，著述丰厚，流派纷呈，百花齐放，也为徐凤学术思想的形成提供了先决条件和不竭源泉。同时，徐氏汲取《内经》和《难经》中针灸学术思想的精华，对宋、金、元时期席弘学派、窦汉卿等针灸流派和医家的学术思想进行了继承和发展创新。

徐凤的针灸学术思想以及《针灸大全》所体现出来的学术价值在针灸学的发展史上具有浓墨重彩的一笔。更重要的是，徐凤在《针灸大全》中首次收录了《四总穴歌》、《孙思邈十三鬼穴歌》、《灵光赋》等重要针灸歌赋，保留了许多重要的针灸学文献资料，使针灸学术思想一脉传承。徐凤重视针刺手法，其《针灸大全·金针赋》提出了飞经走气"龙虎龟凤"四法；总结简化形成下针十四法；以《内经》三刺法为源流，首倡三才分层刺法；继承发展先贤之论，首次提出"烧山火、透天凉"等治病八法。这些奠定了后世针刺手法的理论基础，对针刺手法学的发展做出了贡献，对后世影响至深。徐氏推崇按时选穴，书中所载"子午流注按时定穴诀"、"灵龟八法"、"飞腾八法"等成为现代临床应用按时选穴法的准绳，亦是对针灸学做出的又一大贡献。作为明代最早的一部汇集类针灸专书，其倡导的学术思想及用歌赋体裁编写的方式都对后世针灸学的普及和发展产生了一定的影响。徐氏亦重视灸疗和穴位考订，提出了灸疗必重宜忌方可疗效神奇的观点，为后世所赞许。通过考证中指同身寸，对十二经腧穴及其他穴位进行了定位，亦对精确选穴定位做出了贡献。

本书以《针灸大全》为平台，研究徐凤针灸学术思想，通过梳理其学术思想的源流、形成基础及其思想对后世的影响与贡献，充分体现了徐凤"重医理，针灸两法并重，传播岐黄医学之道；重实用，推崇窦派思想，传承济世活人之术；重集录，博采众家歌赋，传世精益求精之篇；重创新，不泥先贤之囿，传扬针灸医理之要"的针灸学术思想内涵。

目　　录

第一章　徐凤生平及其著作《针灸大全》概况 …………………… 1

第一节　徐凤生平 …………………………………………………… 2

第二节　徐凤著《针灸大全》概况 ………………………………… 3

一、《针灸大全》书名 …………………………………………… 3

二、《针灸大全》成书年代及版本 ……………………………… 3

三、《针灸大全》体例及基本内容 ……………………………… 4

第三节　《针灸大全》学术特点概述 ……………………………… 5

一、博而不繁，约而不漏 ………………………………………… 5

二、医理简要，治证切用 ………………………………………… 5

三、博采众长，传承精品 ………………………………………… 6

四、韵律和谐，朗朗上口 ………………………………………… 6

五、幽意阐发，继承创新 ………………………………………… 7

第二章　徐凤针灸学术思想的形成及其对针灸学发展的主要贡献 …… 9

第一节　徐凤针灸学术思想形成的历史背景 ……………………… 10

一、宋、金、元时期及明初政治背景概述 ……………………… 10

二、宋、金、元时期及明初社会经济文化发展简况 …………… 11

三、宋、金、元时期及明初针灸学家、专著及针灸学
发展特点 ……………………………………………………… 14

第二节　徐凤针灸学术思想形成的过程 …………………………… 18

一、《内经》和《难经》对徐凤针灸学术思想的影响 ………… 18

二、徐凤对宋、金、元时期席弘、窦汉卿等针灸学派及医家针灸学术的
继承与发展 …………………………………………………… 24

三、《针灸大全》——徐凤针灸学术思想的集中体现及其对后世针灸学
发展的学术贡献……………………………………………………… 28

**第三章 徐凤针灸学术思想的主要内容及其对针灸学的贡献和
影响**………………………………………………………………………… 31

第一节 针道极致崇窦师,精诚阐发注标幽 …………………………… 32
 一、窦太师德艺双馨,徐廷瑞精诚敬畏…………………………… 32
 二、标幽魅力显真知,旁征博引注灼见…………………………… 33

第二节 撮其精要论针理,堪繁就简传手法 …………………………… 37
 一、赋金针,集撮简真要,献捷法莫若廷瑞……………………… 37
 二、论针要,承先贤医理,总下针一十四法……………………… 39
 三、研内经,变三刺之法,倡三才分层针刺……………………… 42
 四、辨调气,候气之归来,明针下正邪之气……………………… 43
 五、通经络,以飞经走气,创龙虎龟凤大法……………………… 44
 六、言疗疾,提治病八法,传经典手法于世……………………… 53
 七、当仔细,解出针奥妙,释松紧迟缓要义……………………… 64

第三节 按时定穴论子午,灵龟飞腾臻完备 …………………………… 66
 一、子午之名细考辨,流注之法编歌诀…………………………… 67
 二、发展前人之学说,创新灵龟飞腾法…………………………… 70

第四节 岐黄训诫尊奥旨,济世活人论灸疗 …………………………… 72
 一、体位端正,选穴准确,致用方可疗效神奇…………………… 72
 二、炷之大小,壮之多少,宜随病之轻重而定…………………… 73
 三、用灸之法,应重宜忌,效方能显病方可安…………………… 74

第五节 同身折量定孔穴,编撰歌括易记诵 …………………………… 77

第六节 创新体裁辑歌赋,言简意赅扬针灸 …………………………… 79
 一、创新辑录形式,编著针灸大全,开启歌赋集录开端………… 79
 二、收录歌赋佳作,保留针灸文献,传承针灸学术思想………… 80

三、撰述心得歌赋,方便后学记诵,发扬针灸医学理论……………… 81

第四章　徐凤针灸学术思想内涵剖释………………………………… 83

　第一节　重医理,针灸两法并重,传播岐黄医学之道……………… 84

　第二节　重实用,推崇窦派思想,传承济世活人之术 ……………… 85

　第三节　重集录,博采众家歌赋,传世精益求精之篇 ……………… 86

　第四节　重创新,不泥先贤之囿,传扬针灸医理之要 ……………… 87

结　语 ……………………………………………………………………… 89

　第一节　结论 ………………………………………………………… 90

　　一、徐凤针灸学术思想是对前人思想的继承、发展与创新……… 90

　　二、徐凤针灸学术思想对针灸学理论发展的贡献………………… 90

　　三、徐凤针灸学术思想对现代临床的指导意义…………………… 91

　　四、徐凤针灸学术思想的历史局限性及不足……………………… 91

　　五、本研究的局限和不足…………………………………………… 92

　第二节　现代研究及展望 …………………………………………… 93

参考文献 …………………………………………………………………… 95

跋 …………………………………………………………………………… 101

第一章
徐凤生平及其著作
《针灸大全》概况

第一节　徐凤生平

第二节　徐凤著《针灸大全》概况

第三节　《针灸大全》学术特点概述

第一节 徐凤生平

徐凤，字廷瑞，江右弋阳（今江西省弋阳县石塘）人，生活于 14 世纪下半叶至 15 世纪上半叶，为明代著名针灸医家。徐凤十五岁时开始潜心研究岐黄之术，专攻针灸。继承倪孟仲、彭九思等医家针灸思想，其后游走江湖，参访名师，博闻强记。并精研窦汉卿著述，秉承窦派学术思想。晚年结合自己临床经验和理论研习心得，编撰成《针灸大全》一书。

第二节　徐凤著《针灸大全》概况

一、《针灸大全》书名

本书亦称《徐氏针灸》、《针灸捷要》、《针灸捷法大全》等。《明史·艺文志》、周弘祖《古今书刻》、明中期徐春甫《古今医统》、李梴《医学入门》均记作《徐氏针灸》。《医藏书目》、《针灸大成》记作《针灸捷要》。日本藏明万历十三年（1585 年）余氏新安堂刊本、张景岳《类经图翼》均题作《针灸捷法大全》。而现存明代刊行的众多刻本均记为《针灸大全》[1]。另在明正统己未年（1439 年）三多刻本将铜人针经图与徐氏针灸大全合刻称为《铜人徐氏针灸合刻》[2]。

二、《针灸大全》成书年代及版本

《针灸大全》成书年代比较有争议。黄龙祥[1]认为徐凤《针灸大全》约成书于明成化至正德年间（1465—1521 年）。郑魁山[2]、蔡贵生[3]等认为《针灸大全》成书于明正统己未年（1439 年）。虽然两种说法对成书年代颇有争议，但都对《针灸大全》的学术价值和学术贡献给予了充分的肯定。

《针灸大全》版本比较多。现存主要有明刻本 6 种：明万历十三年建阳余氏新安堂刊本、明万历建阳詹氏进贤堂刻本、明万历三十年建阳郑氏宗文堂合刊本、明万历三十三年金陵书林唐宇刊本、明乔山堂刘龙田绣梓本、明金陵三多斋刻本。此外，还有日本宽文十二年（1672 年）刻本、清太医院刻本、钞本、1958 年人民卫生出版社铅印本[1][4]，以及合刻本等。

三、《针灸大全》体例及基本内容

《针灸大全》的编录按照针灸基本知识、基本理论、穴位定位、针刺手法、艾灸疗法、取穴别释和一穴多名的体例编排,充分体现了对针灸学认知的逻辑性。《针灸大全》的基本内容由六卷构成。《明史·艺文志》作"徐氏针灸六卷",诸家书目所载亦多记为"六卷"。卷一集录针灸歌赋,主要是收集前人医篇,体裁为歌赋类,包括周身经穴赋、十二经脉歌等23篇歌赋,是对针灸理论的高度概括,简便易记,属针灸学的基本理论和基本知识,主论经穴、经络循行、针灸禁忌、病症治疗等内容。卷二录入窦汉卿的著述《标幽赋》并做了详细的注解,语言简洁明快,通俗易懂。卷三为周身折量法,即中指同身寸取穴法。先论取周身寸法,次论人体各部取穴。卷四收录了窦文真公(窦汉卿)的八法流注。主要为十二经脉、奇经八脉、各种病证的主治穴位。卷五为《梓岐风谷飞经走气撮要金针赋》,此卷内还记述了子午流注法以及治病八法。卷六论述了灸疗点穴、艾炷大小、壮数多少、避忌、治灸疮、忌食、保养等。强调了凡灸后切宜避风冷,节饮酒,戒房劳,喜、怒、忧、思、悲、恐、惊七情之事须要除之,可择幽静之居养之为善。全书还附有不少插图。

第三节 《针灸大全》学术特点概述

一、博而不繁，约而不漏

徐凤著《针灸大全》，全书共六卷，以介绍历代针灸文献为重点，收集整理和撰写题录83篇（条），内容包括针灸歌赋、十二经脉、奇穴、要穴、针灸方法、证治、宜忌等。涉及孙思邈、杨上善、王惟一、窦汉卿、席弘等众多针灸医家。体现出"三多"特点，即知识面宽点多、篇章数量繁多、涉及医家众多。《针灸大全》排篇布局别具匠心，颇费苦心，[2]从繁多的针灸文献中，选择名篇精品，按照针灸学习逻辑编排。收录的文章虽然庞杂，但不显繁冗，可谓博而不繁。同时，《针灸大全》所集题录，篇幅均不大，却不乏大家之作，如窦汉卿的《标幽赋》、席弘学派《席弘赋》等，篇幅简约，内容精练，却面面俱到，基本知识、基本理论、基本技能基本涵盖了针灸学体系的各个方面，可谓约而不漏。

二、医理简要，治证切用

《针灸大全》是一部综合性的针灸著作，既取材于前人的文献资料，又总结了徐氏针灸研习之心得，论述广泛，切合实际。首先，重点集录前人歌赋体文章。选用这些文章阐述医理，简明扼要，随证施法，易记易用；并充分反映了治疗临床病症选穴、配穴、施治的原则、方法等，不仅是前人先贤针灸思想的体现，更重要的是对后学者具有重要的指导意义。其次，总结了徐凤针灸研习心得体会。如其对《标幽赋》的注解，解释精要，医理明晰，通俗易懂，使深奥难懂的针灸医理，明晰于徐凤的针灸学术思想之下。而《金针赋》撮要针刺手法，临证心得，化繁为简，为后世针法的发展起了奠基作用。其所完备的子午流注法，亦为后世时间医学所尊崇。同身折量法，集成歌诀，以及灸疗宜忌，阐述医理，言简意赅，传授方法，简便易记，随症施治，切合实用。

三、博采众长，传承精品

《针灸大全》汇集了明之前医家，尤其是金元针灸大师窦汉卿的针灸名篇。首次收录众多名篇，如《四总穴歌》、《马丹阳天星十二穴并治杂病歌》、《千金十一穴歌》、《席弘赋》等明代以前重要的针灸歌赋，使这些有价值的针灸医学理论得以流传和保存。收录具有代表性的《流注指微赋》、《通玄指要赋》、《标幽赋》等，均为历代传诵的名篇。书中论述的灸法，早为医家所赞许。同时，书中还收录了徐凤本人撰写的一些著述以及研习心得，其所介绍的针刺手法和子午流注针法，可以说是对针灸学的一大贡献，影响一直延续到现在。这些珍贵的针灸文献对明以后的针灸学发展产生了较大的影响，对后世的传承和针灸名家医学经验的传播具有非常重要的意义。

四、韵律和谐，朗朗上口

歌赋是前人宝贵经验的总结，以歌赋体裁来表述深奥医理，言简意赅，寓意深远。《针灸大全》突出地体现了这一特点，应用歌赋体裁表达医理简洁明快，音韵和谐，朗朗上口，具有便于记诵、实用的特点和优势，有利于阐发针灸医理，传扬针灸学术思想。这不仅体现在其辑录的歌赋当中，还体现在徐凤自己撰述针灸心得体会方面。注解《标幽赋》文句简洁明快，对仗工整，通俗易懂，既阐释了幽意，又不失典雅。《金针赋》撮简针要，语言精练。子午流注逐日定穴歌诀朗朗上口，易记易诵。使后学者于简练整洁的语句中，体悟深奥的针灸医理，于和谐明快的文字中，汲取针灸大法之营养。其歌赋体裁编写方式对明清针灸学著作的编写产生了一定的影响。

五、幽意阐发，继承创新

徐凤《针灸大全》具有鲜明的阐发针灸深奥医理、继承创新针灸理论和技能的学术特点。徐凤以选取窦汉卿《标幽赋》阐发幽意为代表，撰述心得体会，用通俗的语言阐发深奥幽深的针灸理论，意蕴深远，不仅体现出徐凤非常高的针灸学术功力，还蕴含着他对窦汉卿的崇拜之情。继承《内经》、《难经》学术思想，发扬窦氏针法精髓，以《金针赋》为针法最要，创新针刺手法，总结形成下针十四法，首提飞经走气四法、治病八法；继承阎明广、何若愚、窦汉卿等医家子午流注思想，进一步发挥和完善了子午流注针法，制定《子午流注逐日按时定穴诀》，亦对灵龟、飞腾之法进行了阐述，此皆为后世所尊；发展中指同身寸法；等等。凡此，无不体现出对古之先贤学术思想的继承，又在继承中发展创新。

第二章
徐凤针灸学术思想的形成及其对针灸学发展的主要贡献

第一节　徐凤针灸学术思想形成的历史背景

第二节　徐凤针灸学术思想形成的过程

第一节 徐凤针灸学术思想形成的历史背景

徐凤生活的时代是元末明初,而这之前宋、金、元时期是针灸医学发展的昌盛时期,这对徐凤的学术思想的形成产生了重要的影响。因此,研究徐凤针灸学术思想的形成,就不能不提到宋、金、元这一针灸医学辉煌的发展期。

一、宋、金、元时期及明初政治背景概述

公元960年赵匡胤建立宋朝称帝后,至979年,赵光义灭了北汉,基本统一了十国。而金、元这一历史时期,上承北宋,下接明朝。公元1115年,女真族从东北兴起,建立金国,1127年向南攻宋,占领黄河流域,迫使宋朝退居江南,成为南宋,与金南北对峙。至13世纪初,北方蒙古族兴起,于1234年灭金,至1279年又攻克南宋,元朝最后统一全中国,直至1368年为明朝所取代。

在这期间,无休止的战争不但破坏了社会生产力,也直接导致了疾病的广泛流行。[5]这不仅迫使当时的行医者努力探求新的治病方法和手段以应对现实需求,而且也为当时医家提供了在实践中提高自己理论和实践水平的平台。同时,为了稳定社会和巩固政权,各政权统治者对医学非常重视,这也促进了这一时期中医学的发展。宋朝历代统治者颁布了许多诏令促进中医学发展,设立了翰林医官院、尚药局、御药院、太医局、惠民药剂局等许多的政府医药卫生行政机构,专门负责医药相关事务。[6]此外,宋朝统治者成立校正医书局,大规模组织人员校正、整理、出版各种医学书籍。如林亿等人主持校勘《伤寒论》、《金匮要略方论》等古典医籍,《太平圣惠方》、《太平惠民和剂局方》正式出版,这其中也涵盖

了一些针灸理论、刺法灸法方面的内容。更重要的是，太医院医官王惟一主持铸造针灸铜人和编著我国第一部腧穴专著《铜人腧穴针灸图经》，开创了针灸模型的先例，方便了医疗实践和教学。这些都为中医学知识的传播提供了物质载体。金、元时期，虽然是女真族和蒙古族少数民族统治，但医学文化仍继承前朝。其间，许多汉族知识分子受传统的儒家思想和华夷观念的影响而耻于入仕于少数民族政权为夷族政权效力，又由于受宋时宰相范仲淹"不为良相便为良医"言论的影响，许多知识分子为了实现接济天下的愿望而纷纷转投医学，为中医学的发展输入了新鲜血液，提供了优良的人才资源，有力地促进中医学理论的发展与创新。[7]

宋、金、元时期虽然经历了战乱烽火和政权更迭，但中国医学的发展却一脉传承，是我国中医学发展史上继张仲景所处的汉代后具有里程碑意义的一个时期，[7]而针灸学的发展更是日臻成熟。宋、金、元时期，新的中医理论被纷纷提出，一大批著名医家涌现，各种医学派别崛起。明初虽政治动荡，但沿袭了医学发展的趋势。这些都为徐凤学术思想的形成提供了可能。

二、宋、金、元时期及明初社会经济文化发展简况

宋、金、元时期，尤其在两宋时期，长期推行的对少数民族政权的"和降"政策，虽然使两宋政权每年不得不为辽、夏、金、元等少数民族政权输送大量的金银、牲畜、布帛等财物乃至城池，但在客观上却换得了江南一隅的稳定，为南方社会经济的发展提供了一个相对稳定的环境，促进了江南经济的发展。中国历史上长期以来以北方中原地区为全国经济中心的格局到南宋时发生了转变，经济中心由北方转移到南方。元朝统治全国后，为了巩固和维护统治，大量起用汉人，沿袭汉人制度，在

全国范围内修建驿道，开挖、疏浚运河发展交通，经济较宋朝时有了更大的发展。经济的发展为各学科的发展奠定了坚实的物质基础，中医学的发展自然也受益匪浅，这为日后明清南方医学中心的形成奠定了基础。[7]

宋、金、元时期，我国的科学技术也取得了长足的发展。火药、指南针和活字印刷的成就即是重要标志。北宋毕昇发明的活字印刷术是人类印刷科技发展史上的一次飞跃。而造纸术与印刷术的发明与推广，促进了人类文明的传播，使官方对医书进行大规模的搜集和整理成为可能，医学著作也在此时得以大规模地勘印发行，这就加快了中医学的传播与普及速度，使更多的医家、文儒及普通人有机会阅读各种中医文献，提高了研究水平，也为金元医学的创新打下了物质基础。

宋、金、元及明代都非常重视医学教育事业。宋代不仅在职官中置太医局设太医院，更建立了大规模的医学教育机构，全国各州、县都仿效太医局开办包括针灸在内的各级医学教育机构，形成了从中央到地方的系统的医学教育体系。1076年，王安石改革中医教育，设置太医局，设针灸科。设立教授，明确培养目标，有具体的行政设置、学科设置，开设讲授《素问》、《难经》、《诸病源候论》、《本草经》、《千金要方》、《针灸甲乙经》等医学经典的课程，采取"三舍升试法"分级教学，学习期间参加临床实践，轮流为太学、律学、武学的学生及各营将士治病，使理论与实践相结合，培养高级医药人才。[8]宋徽宗时期，还在最权威的教育机构——国子监中设置"医学"。"医学"教育机构实行严格考试制度。北宋时全部考试须历经三场：第一场考"三经大义"（即《素问》、《难经》及《经脉》或《针灸甲乙经》的主要内容）；第二场方脉科考脉证及五运六气大义，针科与疡科考《病源》、《龙树论》和《千金翼方》等所谓小经的大义三题，以及五运六气大义两题；第三场考"假令治病法"（类似模拟试诊与病案分析）。三场考试合格后，成绩高者可担任尚药局医师以下官职，其余则根据成绩，分别到太医局或地方各州的医学任博士或教授之职。

元代设立医学提举司，为五品官员，专门负责管理医学教育。据《元史》记载："医学提举司，秩从五品……掌考校诸路医生课义，试验太医教官，校勘名医撰述文字，辨验药材，训诲太医子弟，领各处医学。"医学教育分十三科培养专科医生，对师生实行严格的考试制度。在各州、府、县设立医学，培养医学人才。元代时，医生的地位是很高的。元代针灸医学教育人员考试制度更为严格，据《元史》记载："诸各路医学大小生员，不令坐斋肄业，有名无实，及在学而训诲无法……诸医人于十三科内，不能精通一科者，不得行医。太医院不精加考试，辄以私妄举充随朝太医及内外郡县医官，内外郡县医学不依法考试，辄纵人行医者，并从监察御史廉访司察之。"

明代的针灸医学稳定发展，承袭元制，设立专门的教育与管理机构，明太医院中仍有针灸一科。明代医生每年分四季考试，三年大考一次，学习的医生子弟和太医院的医生、医士一起参加大考，由堂上官一员会同医官两员主持考试。如果通晓学习的专科，经过考试合格的人，一等为医士，二等为医生，不及格的还可学习一年再行补考，三次考试不及格的黜免为民。《明史·官职三》载："凡医家子弟，择师而教之。三年、五年一试、再试、三试，乃黜陟之。"

宋、金、元时期的官方针灸教育具有如下特点：①重视医学理论的学习；②理论与临床密切联系；③考核的制度化、规范化；④重视医德、医风的教育。[9]

综上所述，宋、金、元时期经济、科技、文化、医学教育的空前发展，为徐凤针灸学术思想的形成奠定了物质基础。

三、宋、金、元时期及明初针灸学家、专著及针灸学发展特点

"儒之门户分于宋,医之门户分于金元。"宋、金、元时期在哲学史和医学史上都是一个重要的时期,它为有志之士提供了一个充分发挥自己才学的舞台,使得这一时期人才辈出,出现了像周敦颐、二程、朱熹这样著名的理学家。他们的理论不仅为金元医家医学思想的形成提供了很多新概念和有价值的理论要素[10],更为金、元时期医学发展开阔了思路和视野,奠定了金、元时期医学多元化发展的基础。这一时期也是针灸学发展的全盛时期,涌现出了许多著名针灸医家、流派和专著。

宋朝时期,太医院医官王惟一主持铸造针灸铜人（1027年）,其后编著我国第一部腧穴专著——《铜人腧穴针灸图经》,开创了针灸模型的先例,对针灸教学与实践起了很大的促进作用,成为世界上最早的形象教学,[11]更为经穴的系统化、规范化奠定了基础。

1127年,金国进攻宋都汴梁（开封）,宋朝南迁,建都杭州,是为南宋。随着政治中心的南移,推进了南方的医学文化。最明显的例子是席弘一家,他们"随龙南渡",[12]定居江西,成为世家。由宋到明,影响极广,成为江西针灸学派鼻祖,[13]是南方针灸的一大流派。著作主要有《席弘赋》。1128年,庄绰编成单穴灸法的专书《灸膏肓腧穴法》。1146年,河北真定人窦材编成《扁鹊心书》,托名扁鹊所传,提倡多壮灸法。1155年,成都人史崧将家藏的《灵枢经》公开印行,使一度濒于失传的经典得以重新引人重视。1169年,王执中编著《针灸资生经》,此书是对宋代针灸的又一次总结,是南宋针灸的代表性著作。1226年,嘉兴人闻人耆年编《备急灸法》,介绍痈疽、疔疮、腹痛、泄泻等二十种病症的灸治法,普及灸法应用。

金、元时期，尤其是元朝兴起，统一中国，更促进了学术上的不同学派的形成，从而有金元四大家的出现，同时，针灸学也发展到极兴盛时期。[14]在宋朝理学思想影响下，针灸医学领域出现按时取穴"子午流注"针刺治疗方法，创新和发展了针灸学理论。1153年，河北何若愚写成《流注指微赋》，首倡"子午流注针法"，载于《子午流注针经》一书中。其后，针灸著作如雨后春笋般涌现。马丹阳著《马丹阳天星十二穴治杂病歌》为其临床经验总结，简明扼要，通俗易懂。窦汉卿著《针经指南》、《标幽赋》、《通玄指要赋》、《铜人针经密语》（已佚）、《六十六穴流注秘诀》（已佚）等专著。[15]他注重临床实践，富于创新精神，奉行并阐述了子午流注针法，开后世各种按时开穴法之先河。[16]重视针刺补泻之法，创立灵龟八法，发元代针灸之开端。王国瑞著《扁鹊神应针灸玉龙经》，继承和保留了窦汉卿及其父王开的学术思想。忽泰必烈编著《金兰循经取穴图解》。1281年，罗天益的《卫生宝鉴》刊行。1205年，朱良能刊《针经指南》于福建，远传至南方，并与当地席弘流派相结合，促进了针灸的发展。

元末明初，滑伯仁在元朝忽泰必烈的《金兰循经》的启发下著《十四经发挥》（1341年），将任督二脉与十二经脉相提并论，首称"十四正经"，阐述奇经八脉循行部位、生理功能、病理变化和治疗作用，推动了经络理论的研究与发展。

综上，我们可以看到，宋、金、元时期作为针灸学发展的全盛时期，具有如下特点：

（1）宋、金、元时期，南方针灸较北方及往时兴盛。宋代（尤其是南宋时期），随着国都的南迁，政治经济文化中心南移，带动了南方针灸医学的发展。金、元时期名家著作，尤其是窦汉卿的著述刊行后传到南方，与宋时南方针灸学派，尤其是席弘一派两相和，更促进了南方针灸学的发展。徐凤为江西弋阳人，身处南方，这为其学术思想的形成提供了社会基础。

（2）宋、金、元时期，针灸理论和实践的新成果新理论脱颖而出。金代何若愚的《子午流注针经》三卷首倡"子午流注针法"。其后，元代窦汉卿著《针灸指南》，对流注八法的主治证候有更深入的发展，对奇经八脉交会穴及八卦九宫相结合的"灵龟八法"、"飞腾八法"做了具体的阐述，形成较完整的按时间取穴及时间医学的学术理论。同时，窦汉卿的《标幽赋》还对针刺基本手法、补泻手法等进行了系统总结与发展。滑寿创新并发展了经络学说，运用了一些新的治疗方法，积累了经验。这些都不断完善和丰富了针灸学体系，也为徐凤学术思想的形成提供了理论基础。

（3）宋、金、元时期，名家众多，著述丰厚，流派纷呈，百花齐放。这一时期不仅出现了王惟一、王执中、何若愚、窦汉卿、滑伯仁等大医家，而且编著刊行了《铜人腧穴针灸图经》、《灵枢经》、《针灸资生经》、《子午流注针经》、《针经指南》、《十四经发挥》等针灸理论专著。同时，形成了经络腧穴学说、针法灸法学说、子午流注学说、飞腾八法说、流注八穴、灵龟八法等理论；经穴学派、穴法学派、重灸学派、重针学派（崇尚灸治的温补派、针刺放血的攻邪派与针、灸、药并举的综合派）。另有根据针灸学家和著作的某些具体特征笼统归纳为以王惟一、滑寿为代表的黄帝明堂派（又称"正统派"），以许希为代表的扁鹊针灸派，以王执中为代表的古今兼收派，以刘党为代表的讲究刺法派，以窦材、庄绰为代表的推崇灸法派，以何若愚、窦汉卿为代表的按时取穴派等。[8]不仅针灸医家和针灸专著较多，而且其内容较具有开拓性。[17]

（4）明初针灸专著较少，而至明代中后期，各种针法理论应运而生，集前人之论较多，是针灸学发展承前总结时期。[17]而徐凤《针灸大全》

中的《金针赋》因总结并阐述刺法学各种复式针法，最具代表性，达到了刺灸学的高峰。[14]

  这些异彩纷呈、百花齐放的学术思想和学术专著，为徐凤学术思想的形成提供了先决条件和不竭源泉。

第二节 徐凤针灸学术思想形成的过程

一、《内经》和《难经》对徐凤针灸学术思想的影响

《内经》包括《素问》、《灵枢》两部分，共18卷，162篇。它在汇总前人文献的基础上，以阴阳、五行、脏腑、经络、腧穴、气血、津液等为基本理论，以针灸为主要医疗技术，用整体的观点、发展变化的观点、人体与自然界相应的观点，论述了人体的生理、病理、诊断要领和防病治病原则，奠定了针灸学基础理论。正如汪机《针灸问对》中所云："《内经》治病，汤液醪醴为甚少，所载服饵之法才一二，而灸者四五，其他则明针法，无虑十八九。"《灵枢》第一篇即开宗明义强调"先立针经"，《素问·八正神明论》也指出，"法往古者，先知针经"，足见在我国早期临床医学中，针灸有着不同寻常的地位。《素问》81篇，其中涉及针灸方面内容的有59篇。《灵枢》81篇，其中涉及针灸方面内容的有55篇，因其对针灸医学的记载篇幅完整，内容集中，论述详尽，系统性强，故《灵枢》又称"针经"。

《内经》的针灸学术贡献主要体现在：①创立了经络学说；②提出了九针并论述九针的名称、用途和操作方法；③论述了骨度分寸；④确立了160个腧穴的名称和定位；⑤阐述了针灸的补泻原则及禁刺部位。

《难经》原名《黄帝八十一难经》，为阐述《黄帝内经》的疑难问题而作，以问答释难的形式讨论了81个问题，内容主要包括脉学、脏腑、经络、腧穴、疾病、针法等。其中23～29难专论经络，62～68难专论腧穴，69～81难专论针法。全书所述以中医基础理论为主，同时还分析了一

些病证。内容简要，辨析精微，在元气、命门、三焦、奇经、腧穴理论以及脉法、针刺补泻等方面，均有创造性的发展，对于中医基础理论和诊断学、针灸学等学科的形成和发展贡献卓著，在很大程度上补充和发展了《内经》的学术思想，因而也被尊为"医经"，是一部与《内经》并称且相媲美医学典籍。《难经》针灸学术贡献主要体现在：①充实了经络理论，创建奇经八脉系统，首先提出奇经八脉的概念，并叙述其生理作用，循行起止、病候；②发展了腧穴学说，最早提出"八会穴"的名称；③重视针刺手法的探讨，最早记录了针刺提插补泻，以及五腧穴的补泻法。

自《内经》和《难经》面世以来，历代医家无不尊崇，无不以《内经》为源头，以《难经》为补充，运用两者的医学理论，不断地在理论和实践方面有所创新和建树，感受其思想的博大精深、医理的深奥质朴，尤其是其中的针灸学思想，影响了后世针灸学的演变与发展。故"溯而言之，则惟《素》、《难》为最要。盖《素》、《难》者，医家之鼻祖，济世之心法，垂之万世而无弊者也"。作为一名针灸医家，徐凤也不例外地受其影响，主要体现在以下六个方面：

(1) 天人合一、以人为本的人本主义思想的影响。

《素问·宝命全形论》篇曰："天覆地载，万物悉备，莫贵于人。人以天地之气生，四时之法成。"又说："夫人生于地，悬命于天；天地合气，命之曰人。人能应四时者，天地为之父母；知万物者，谓之天子。天有阴阳，人有十二节。天有寒暑，人有虚实。"即天地之间、万物之中，人最宝贵。人以天地之气而生，依四时之法而变，人与自然密切相关，是一个统一的有机体。因此，善用针者，必以人为本。如《灵枢·通天》篇说："古之善用针艾者，视人五态乃治之。"《灵枢·终始》篇说："凡刺之法，必察其形气……刺肥人者以秋冬之齐；刺瘦人者以春夏之齐。"徐凤受其影响，《针灸大全·金针赋》云："更观元气厚薄，浅深之刺犹宜。"亦云："盖经脉昼夜之循环,呼吸往来之不息,和则身体康健,否则疾病竞生。譬如天下国家地方,山海田园,江河溪谷,值岁时风雨均调,则水道疏利,民安物阜。其或一方一所,风雨不均,遭以旱涝,使水道涌竭不同,灾忧遂至。人之气血,受病三因,亦犹方所之干旱涝也。"将人的康与健与自然之道的顺与逆相并提,凸显"天人合一"的人本思想。

（2）治神和守神思想的影响。

《素问·汤液醪醴》说："针石,道也。精神不进,意志不治,故病不可愈。"即针刺要通过体内"神气"发挥作用,治病当以"神"为要。

治神是要求医者在针刺治疗中掌握和重视患者的精神状态和机体变化。它对于针刺操作手法要求是否成功、针刺疗效能否提高,都有重要意义。《素问·宝命全形论》说："凡刺之真,必先治神。"《灵枢·本神》中也说"凡刺之法,必先本于神",又说"是故用针者,察观病人之态,以知精神魂魄之存亡得失之意",十分强调治神的重要性,说明医生既要观察疾病的表现,又要了解患者的精神状态和思想情绪,在全面掌握上述情况的前提下,运用与之相适应的针刺手法,才能获得预期的治疗效果。徐凤也充分贯彻这种思想,徐凤说："凡用针者,必使患者精神已朝,而后方可入针。既刺之,必使患者精神才定,而后施针行气。"同时,也进一步指出患者精神不佳,其表现是"针为轻滑,不知疼痛,如插豆腐者,莫与进之,必使之候",即说明了神不至时针刺时的感觉。而患者良好的精神状态,对针刺治疗至关重要。因此,"如神气既至,针自紧涩,可以依法察虚实而施之"。

守神是要求医生在针刺治疗中,精神集中,全神贯注,专心致志地体会针下感觉和观察病人反应。《灵枢·九针十二原》："粗守形,上守神。""神在秋毫,属意病者。"要求医生在进针时必须做到《灵枢·终始》所言"必一其神,令志在针"及《灵枢·邪客》所言"持针之道,欲端以正,安以静"。《素问·针解论》也言："手如握虎者，欲其壮也。神无营于众物者，静志观病人，无左右视也；义无邪下者，欲端以正也；必正其神者，欲瞻病人目，制其神，令气易行也。"施术者在针刺前，要注意收敛自己的神气，安定精神，把全部精神集中于针上，即"凡刺之道，必观其部，心无别慕，手如擒虎，犹待贵人，不知日暮，着意留心，不失其所，此之谓也"。对于这一点，徐凤在注解《标幽赋》时更是详述其理，他说："此戒用针之士，贵乎专心诚意，而自重也。令目无他视，手如握虎，恐有伤也。心无他想，如待贵人，恐有责也。"医生守神之要在于"利于人，担于责"，要有责任感。由此可知，针刺治病，自始至终都要密切注意患者的精神变化，同时，医生必须全神贯注地针刺。只有这样，才能较快地得气，并根据疾病的虚实变化，准确地运用针刺补泻手法，达到预期的治疗效果。

（3）四时相应、因时施治思想的影响。

《灵枢·四时气》篇说："四时之气，各有所在，灸刺之道，得气穴为定。"《灵枢·终始》篇说："春气在毫毛，夏气在皮肤，秋气在分肉，冬气在筋骨。刺此病者，各以其时为齐（剂）。"因此，根据"天人相应"的思想，徐凤亦说："夫人身十二经，三百六十节，以应一岁十二月三百六十日。岁时者，春暖、夏热、秋凉、冬寒，此四时之正气。"同时亦指出天人、四时不相应，易发生病理传变，即"苟或春应暖而反寒，夏应热而反凉，秋应凉而反热，冬应寒而反暖。是故冬伤于寒，春必温病；春伤于风，夏必飧泄；夏伤于暑，秋必痎疟；秋伤于湿，上逆而咳"，充分说明应于天时者，正气乃生，逆于四时者，疾病乃随。徐凤更进一步丰富了四时刺法应遵循的原则，《金针赋》曰："春夏刺浅者以瘦，秋冬刺深者以肥。更观原气之厚薄，刺分浅深之尤宜。"徐凤注解《标幽赋》时亦说："春夏之人，阳气轻浮，肌肉瘦薄，血气未盛，宜刺之浅。秋病在肌肉血脉，冬病在筋骨。秋冬则阳气收藏，肌肉肥厚，血气充满，刺之宜深。"而《难经七十难》所论"春夏者,阳气在上,人气亦在上,故当浅取之;秋冬者,阳气在下,人气亦在下,故当深取之",说明针刺的深浅要顺应四时阴阳的升降变化,春夏宜浅刺,秋冬宜深刺。此思想深受《难经》影响,亦或是其理论渊源。

(4) 得气思想的影响。

古今针灸治病实践证明,针感的有无(即得气与否)及强弱直接关系针灸的疗效,并能估计疗程和判断预后。正因为如此,《灵枢·九针十二原》说:"刺之要,气至而有效,效之信,若风之吹云,明乎若见苍天。"说明"气至"是针刺的关键所在,其愈病效应就好像阵风吹散乌云一样,能顿时见到一片蓝天。受其影响,徐凤说:"气速效速,气迟效迟,死生贵贱,针下皆知。……候之不至,必死无疑。"说明针刺得气与否,是治疗成败的关键。一般而言,得气迅速,疗效较好;得气较慢,疗效较差;如无得气,则可能无效。故"用针之法,候气为先"。这与《灵枢》所论如出一辙。

(5) 调气催气手法的影响。

《灵枢·刺节真邪》:"用针之类,在于调气。"《灵枢·终始》:"凡气之道,气调而止。"《灵枢·官针》:"工之用针者,知气之所在,而守其门户,明于调气。"而徐凤则用通经接气法调气、催气。《金针赋》云"动而进之,催针之法;循而摄之,行气之法……倒针朝病,进退往来,飞经走气,尽在其中矣",亦云"按之在前,使气在后,按之在后,使气在前,运气走至疼痛之所",又说"若关节阻涩,气不过者,以龙虎龟凤通经接气……驱运气血,顷刻周流,上下通接,可使寒者暖而热者凉,痛者止而胀者消"。这种调气催气的手法,控制针感的传导方向,调节针感的强度和针感的传导速度,使气至病所,更好地发挥针刺疏通经络的作用。

而在具体手法应用方面,徐凤受《内经》和《难经》影响比较明显。

《素问·离合真邪论》说："扪而循之,切而散之,推而按之,弹而努之,抓而下之,通而取之,外引其门,以闭其神。呼尽内针,静以久留。"《难经·七十八难》说:"知为针者,信其左;不知为针者,信其右。当刺之时,必先以左手厌(压)按所针荥俞之处,弹而努之,爪而下之,其气之来如动脉之状,顺针而刺之。"这说明左手配合按压、弹、爪针刺部位对宣导气行和候气的重要作用。徐凤《针灸大全·金针赋》提出了"爪、切、摇、退、动、进、循、摄、搓、弹、盘、扪、按、提"单式下针十四法,以及青龙摆尾、白虎摇头、苍龟探穴、赤凤迎源飞经走气四法,当是对这一理论的继承和丰富。

(6) 针刺补泻手法的影响。

针刺补泻操作贯穿于针刺治疗过程的始终,是针刺疗法取效的关键因素之一。《灵枢·官能》:"用针之服,必有法则。"《灵枢·经脉》:"盛则泻之,虚则补之,热则疾之,寒则留之,陷下则灸之。"《灵枢·九针十二原》:"凡用针者,虚则实之,满则泄之,宛陈则除之,邪胜则虚之。"针刺补泻手法的运用要从临床实际出发,针对不同患者和不同病证,选用恰当的穴位,运用适当的补泻方法,对正气虚弱的病证,起到扶正(补)的作用;对病邪偏盛的病症,起到祛邪(泻)的作用。《素问·宝命全形论》:"刺虚者须其实(补),刺实者须其虚(泻)。"因此,掌握好针刺补泻手法也是针刺作用产生的关键之一。徐凤在前人补泻基础上创用复式补泻手法,并认为,"须要明于补泻,方可起于倾危","按补泻治病,可百发百中,无不奏效",在把握这些原则的基础上,依据《难经·七十八难》所指"得气,因推而内(纳)之,是谓补;动而伸之,是谓泻",进一步提出了"补者一退三飞,真气自归;泻者一飞三退,邪气自避"的补泻方法,并说,"以九六之法,则先补后泻也。以六九之方,则先泻后补也",首次以六九之数规范和明确了补泻的术式和频次。即补法为先浅后深,紧按慢提,用九六之数;泻法为先深后浅,紧提慢按,用六九之数。据此,提出治病八法:烧山火、透天凉、阳中之阴、阴中之阳、子午捣臼、进气法、留气法、抽添法。

由此可见,其徐凤对《内经》和《难经》研习之深,运用自如,充分体现了其深厚的学术理解力和对《内经》、《难经》的尊崇。《内经》和《难经》对其学术思想的形成产生了重要影响。

二、徐凤对宋、金、元时期席弘、窦汉卿等针灸学派及医家针灸学术的继承与发展

席弘,江西临川人,又名宏,后名横,字宏远,号梓桑君,南宋著名针灸学家,席弘学派的创始人,著有《席横家针灸书》(已佚)。以席弘为宗的针灸派系,始于"随龙南渡"后的南宋初期,家传针灸十二代,由南宋至明,历久不衰,并且传播很广,源起江西,传播至广东、江苏、安徽、四川等地。明代时,其第十一代传人陈会撰有《广爱书》11卷和《广爱书括》(均佚)。陈会又传弟子刘瑾,刘瑾将《广爱书》节选实用部分,改编成《神应经》一卷。[18] 席弘学派是我国针灸学史上的一大流派,对针灸学的发展起到了一定的推动作用,在我国针灸史上有着重要的地位,其学术特色主要集中在《席弘赋》中。《席弘赋》为其后人和弟子撰述记录席弘针灸学术思想,内容包括补泻针法、针灸配穴选穴以及使用经外奇穴的经验,尤其注重手法,特别是捻转补泻手法。不仅反映了南宋以前的针灸学术成就,而且集中体现了当时江西地区针灸学术特色及其家学特点。[13] 徐凤亦为江西人氏,居于江南,其针灸学术思想深受席弘学派的影响。他在《针灸大全》中收录席弘学派的著述有《席弘赋》和《长桑君天星秘诀歌》。

徐凤《针灸大全·金针赋》曰:"观夫针道,捷法最奇。须要明于

补泻，方可起于倾危。先分病之上下，次定穴之高低。头有病而足取之，左有病而右取之。男子之气，早在上而晚在下，取之必明其理；女子之气，早在下而晚在上，用之必识其时。午前为早属阳，午后为晚属阴。男女上下，凭腰分之。"说明针刺补泻不仅要明确穴位，而且要分左右，明阴阳，辨男女。这是对席弘学派《席弘赋》"凡欲行针须审穴，要明补泻迎随诀，胸背左右不相同，呼吸阴阳男女别"思想的继承与发展。这一思想重点指出针灸治病，在辨明穴位的基础上，还要明确所要使用的补泻迎随的手法，补泻要分左右、阴阳、男女；强调针灸临证施治的全过程应遵守的原则，突出了针灸诊治疾病的首要原则——辨证施治。[19]徐凤承袭了这种思想，同时又对其理论进行了发展，提出上下之别，即治病上下取穴，男女上下之分。同时，徐凤指出："原夫补泻之法，妙在呼吸手指。男子者，大指进前左转，呼之为补，退后右转，吸之为泻，提针为热，插针为寒；女子者，大指退后右转，吸之为补，进前左转，呼之为泻，插针为热，提针为寒。"这一思想亦是对席弘学派思想的继承。

窦默（1196—1280），字子声，初名杰，字汉卿，广平肥乡（今河北肥乡）人。官至昭文馆大学士，死后赠太师、封魏国公，谥号文正。窦汉卿是中国针灸学术史上一位承前启后的人物，他对后世针刺手法的昌盛起到了重要的促进作用。窦氏的主要学术成就集中在毫针刺法（重针刺补泻）、子午流注针法（按时取穴思想）、手指十四法（针刺基本手法）等方面。这些重要的学术思想对明代针法的昌盛起到奠基与开拓作用，[20]对徐凤针灸学术思想的形成也产生了重要影响，在《针灸大全》有关内容中，也可以明确看到对窦汉卿针灸学术思想的整理、继承和发展。

窦默十分重视毫针刺法，其《标幽赋》开篇就说："拯救之法，妙用者针。"亦说"观夫九针之法，毫针最微，七星上应，众穴主持。"《通玄指要赋》篇首也强调："必欲治病，莫如用针。"徐凤对此也非常赞同，在注解《标幽赋》时说:"夫今人愈疾,岂离于医治。却病之功,莫妙于针刺。"他还进一步解释说:"拘于鬼神者,不可与言至德;恶于针石者,不可与言至巧。"其认同并继承窦氏崇尚毫针之法的思想可窥一斑。

窦汉卿在《流注指要赋》将毫针基本手法概括总结为"动、退、搓、进、盘、摇、弹、捻、循、扪、摄、按、爪、切"手指十四法。徐凤《针灸大全·金针赋》对窦氏手指十四法进一步做了总结,归纳为"爪、切、摇、退、动、进、循、摄、搓、弹、盘、扪、按、提"下针十四法,成为"发明窦太师针法"的专述。不仅对表述顺序做了调整,而且简明扼要,明确了各种手法的作用。(手法对比见表1)

表1 手指十四法与下针十四法原文对比表

流注指要赋	原　　文	金针赋	原　　文
爪	凡下针用手指作力置针,有准也。	爪	爪而切之,下针之法。
切	凡欲下针,必先用大指甲左右于穴切之,令气血宣散,然后下针,是不伤荣卫故也。	切	
摇	凡泻时,欲出针,必须动摇而出者是也。	摇	摇而退之,出针之法。
退	为补泻欲出针时,各先退针一豆许,然后却留针,方可出之,此为退也。	退	
动	如气不行,将针伸提而已。	动	动而进之,催针之法。
进	凡不得气,男外女内者,及春夏秋冬各有进退之理,此之为进也。	进	
循	下针于属部分经络之处,用手上下循之,使气血往来而已是也。经云:推之则行,引之则止。	循	循而摄之,行气之法。
摄	下针如气涩滞,随经络上,用大指甲上下切其气血,自得通行也。	摄	

（续上表）

流注指要赋	原　文	金针赋	原　文
搓	凡令人觉热，向外针似搓线之貌，勿转太紧。治寒而里卧针，依前转法，以为搓也。	搓	搓则去病。
弹	凡补时，可用大指甲轻弹针，使气疾行也。如泻，不可用也。	弹	弹则补虚。
盘	为如针腹部，于穴内轻盘摇而已，为盘之也。	盘	肚腹盘旋。
扪	凡补时，用手扪闭其穴是也。	扪	扪为穴闭。
按	以手捻针无得进退，如按切之状是也。	按	沉重豆许曰按。
捻	以手捻针也。务要识乎左右也，左为外，右为内，慎记耳。	提	轻浮豆许曰提。

《内经》、《难经》所论针刺补泻，多为理论，而无具体的操作描述，宋以前文献中见到的针刺补泻方法基本与《内经》相同。唐代孙思邈《千金翼方·用针法》有"重则为补，轻则为泻"，添加了"轻重"的成分。窦氏在宋金元理学思潮的影响下，继承了《内经》和《难经》中针刺补泻的理论，又全面分析了古代针刺补泻法的内容与形式，阐述了寒热补泻、呼吸补泻、迎随补泻及手指补泻的理论，为金明时期针灸学术的繁荣做出了不可磨灭的贡献，窦氏还整理并规范了补泻术式，以增强针刺效应，为针刺手法的发展奠定了基础。可以说，窦默是详细描述针刺手法操作第一人。[21]徐凤受其影响，综合窦氏各类补泻手法，总结并首创烧山火、透天凉、龙虎交战等十二种复合手法，临床上各收奇效，相益争辉。而窦氏创立的寒热补泻法，也可以说是金元之后徐凤《针灸大全·金针赋》首创的烧山火、透天凉法之雏形。

除了手法之外，窦氏精当的选穴亦为当时及后世医家所效仿。如交经八穴，即后世称为八脉交会穴者，应用尤为广泛。徐凤的《针灸大全》

记录各穴主治并按病症加以分类。其后,高武的《针灸聚英》更以之编成"西江月"词八首,杨继洲的《针灸大成》则将其全部收录。亦可见其影响之深远。

因此,《针灸大全》无论是从整体看,还是从具体内容看,其对窦氏针法的重视是一脉相承的,均显示出窦氏针灸流派传人的痕迹。[22]

徐凤是有师承的。如《针灸大全》卷一"周身折量法"说:"夫取穴之法,必有分寸,念凤幸遇明师,口传心授,逐部折量。"《金针赋》亦是徐凤继承倪孟仲(洞玄先生)、彭九思(东隐先生)的思想,同时传习窦汉卿针法,"深得二先生发明窦太师针道之书、梓岐风谷、飞经走气补泻之法"[22][23]。

窦汉卿著《标幽赋》、《通玄指要赋》,这种作赋以记载针灸理论、临床经验的方式,以其朗朗上口、易诵易记而受到效仿,后世针灸歌赋也由此愈来愈多。徐凤受到启发,编录针灸歌赋,以歌赋体形式编著《针灸大全》,集录各家名篇著述,撰述自己研习针灸心得,传扬针灸之道。

徐凤著《针灸大全》一书,突出地反映了徐凤传承先贤针灸学术思想,尊古而不泥古的学术精神,对席弘学派、窦氏学派等学术思想兼收并蓄,继承创新,重点继承和发展了窦汉卿的针灸学术思想。由《针灸大全》一书,徐凤对窦派思想至诚至理的认同与传承可见一斑。该书对其后针灸学,尤其是针刺手法的研究、按时取穴思想的产生具有积极而深远的影响。

三、《针灸大全》——徐凤针灸学术思想的集中体现及其对后世针灸学发展的学术贡献

明代针灸学家徐凤撰《针灸大全》一书六卷,学承窦汉卿学派。《针灸大全》主要对前人有关针灸理论与临床的论述,特别是金元时期针灸大师窦汉卿的针灸名篇进行了编辑,同时也汇集了徐凤本人对针灸学的

论述，对明代以后的针灸学产生了较大影响。[24] 书中除收录多种针灸资料外，并附有插图，是一部综合性针灸书。其内容简明扼要，"博而不繁，约而不漏"，对后世的学术发展以及当前的针灸学的科学研究和临床应用，都具有较高的价值。[25]

收集大量针灸歌赋是《针灸大全》的一大特色。这些歌赋都是有关针灸学基本理论以及对针灸治病经验的总结，言简意赅，既易于理解习诵，又便于熟记运用，对其后以歌赋体形式编撰针灸医籍产生了重要影响，开歌赋体集录针灸医书之先河，对针灸学术的普及和应用产生了积极的推动作用。

《针灸大全》突出地体现了徐凤对窦派思想的继承和发展，收录窦汉卿代表著述，注解《标幽赋》，阐发其微义；重视针刺手法，首创"飞经走气四法"、"治病八法"等多种复式针刺手法，对后世针刺手法的发展产生了深远影响。

《针灸大全》也体现了徐凤对按时选穴之说的推崇。对其理论进行了必要的诠释、补充与发展，使后世在讨论按时取穴法时有法可宗。这是徐氏的又一大贡献。《针灸大全》首次对"子午流注"之名称做了详细而明确的解释。郑魁山亦说："'子午流注'之名，虽出自金·阎明广《子午流注针经》，但经徐氏的补充，方臻完备。徐凤在《针灸大全》卷五《子午流注逐日按时定穴歌》中所介绍的子午流注法，可称是对针灸学的一大贡献。现代临床所用的子午流注法，就是遵循徐氏之述。"同时，徐凤继王国瑞《玉龙经》之后，将《洛书》九宫八卦理论与窦默流注八穴相结合，发展成为灵龟八法、飞腾八法。其所叙述的子午流注针法、灵龟八法、飞腾八法等内容，成为后世临床使用时遵循的法则，现在论述按时取穴法者，仍然大多以《针灸大全》为主要参考。

可见，元末明初，徐凤继承前期针灸理论空前发展所带来的深厚学术积淀，发明朝针法研究之开端，开明代集录歌赋体编撰针灸书籍之先河，是明初继承和发展针灸学的重要人物之一，是明代杰出的针灸医家。《针灸大全》一书乃徐凤针灸学术思想之集大成者，是其针灸学术思想的集中体现。

徐凤的针灸学术思想以及《针灸大全》的学术价值是针灸学的发展史上浓墨重彩的一笔。更重要的是，徐凤在《针灸大全》中保留了许多重要的针灸学文献资料，而且重视针刺手法，推崇按时选穴。作为明代最早的一部汇集类针灸专书，其倡导的学术思想及用歌赋体裁编写的方式都对后世的针灸学产生了一定的影响。[26] 对针法和按时选穴手法等的研究及其学术思想对后世针灸学发展的影响是积极的、深远的，贡献是巨大的。

第三章 徐凤针灸学术思想的主要内容及其对针灸学的贡献和影响

第一节　针道极致崇窦师，精诚阐发注标幽

第二节　撮其精要论针理，堪繁就简传手法

第三节　按时定穴论子午，灵龟飞腾臻完备

第四节　岐黄训诫尊奥旨，济世活人论灸疗

第五节　同身折量定孔穴，编撰歌括易记诵

第六节　创新体裁辑歌赋，言简意赅扬针灸

第一节 针道极致崇窦师，精诚阐发注标幽

一、窦太师德艺双馨，徐廷瑞精诚敬畏

窦汉卿温文儒雅、针灸学术思想深邃，流传后世，真可谓"德艺双馨"。这一点从《元史·窦默传》可见一斑。窦汉卿深受元世祖忽必烈器重。在窦汉卿八十寿辰之际，忽必烈感叹："此辈贤者，安得请于上帝，减去数年，留朕左右，共治天下，惜今老矣！"后加昭文馆大学士。窦汉卿八十五岁卒。有感于其人品儒雅，忽必烈常谓侍臣曰："朕求贤二十年，唯得窦汉卿及李俊民二人。"又曰："如窦汉卿之心、姚公茂之才，合而为一，斯可谓全人矣。"后累赠太师，封魏国公，谥文正。元史中对窦汉卿的评价亦很高："默为人乐易，平居未尝评品人物，与人居，温然儒者也。至论国家大计，面折廷诤，人谓汲黯无以过之。"而其针灸学术造诣亦高。"窦汉卿继承发扬了《内》、《难》中针刺补泻的理论，完《素》、《难》之意又有所创新，明确描述了手法的具体操作与运用，阐述了泻法、补法、呼吸补泻、寒热补泻、迎随补泻及手指补泻的内容，整理规范了补泻术式，以增强针刺效应，为针刺手法的发展奠定了基础。"窦氏的针灸学术理论为元明时期的针灸学术繁荣做出了不可磨灭的贡献，对后世直至现代的针灸理论与临床治疗产生了巨大的影响。他是中国针灸学术史上一位承前启后的人物，为后世针刺手法的昌盛起到了重要的促进作用。[27]

徐凤折服于窦汉卿的人格魅力和极高的针灸造诣，对其推崇备至。

徐凤著《针灸大全》全书共六卷，单独收录窦汉卿具有代表性的针灸著述三部，分别为《通玄指要赋》、《标幽赋》和《窦文真公八法流注》，并将《标幽赋》和《窦文真公八法流注》单列在卷二和卷四，更对《标幽赋》

进行了详细的注解。在注解最后，徐凤说："此先师叹圣贤之古远，针道之渐衰。理法幽深，难造其极，复以谦逊之言以结之。吁，窦太师乃万世之师，穷道契玄，尚且谦言以示后学。"《金针赋序》则明确说明，所授内容是"窦太师针道之书，梓岐风谷、飞经走气补泻之法"。序中对窦汉卿推崇备至，有"俟他日有窦汉卿复出"之说。通过这些文字可以看出，徐凤深刻体悟了窦氏对当时针法的忧虑，同时也赞叹窦氏的谦虚品格，更表达了对窦氏针灸学术所达到的高度的敬仰之情。由此可见徐凤对窦汉卿针灸学术思想的推崇。

二、标幽魅力显真知，旁征博引注灼见

《标幽赋》是窦汉卿的代表作，专论针法，是针灸歌赋中的名篇。"标幽"是把幽微、深奥、隐晦的针灸原理及操作方法标而明之的意思。徐凤曰其"精微奥妙，极深研几，穴法治疗，毫无简略。后之学者得是书而宗之，若揖轩岐之侧而考订，若陟窦太师之堂而授受，固不必执指南而自不惑于歧路矣"。《标幽赋》共79句赋文，1318字，惜墨如金，字字珠玑却能详述针刺与经络、脏腑、气血的关系、取穴方法、针刺手法、禁忌和注意事项等重要问题，尤其是对针法学理论，更有独特的见解。它是对《内经》及其后有关针刺理论的总结和发展[28]，并在一些理论和实践方面有所发展创新。其中一些论点是独树一帜的，如针灸与经络、脏腑气血的关系，施术前后注意事项，取穴、配穴和针灸禁忌等，都具有一定的指导作用。《标幽赋》以其高深的针灸造诣成为承前启后的论述针刺的佳作，是中医针灸理论和临床实践相结合的一部杰作。[29]尤其是对关于针灸学术的主要问题几乎一一论及，对针灸的精奥理论提纲挈领地总结阐述，并用赋的形式表达，运用比喻、对偶、摹状、节缩、避复、互备等多种文学修辞手法，[30]堪称"前无古人，后无来者"，体现了窦汉卿极高

的学术水平和扎实的文学功底。《标幽赋》以其高深的针灸造诣成为承前启后的"标幽"名作。时至今日,其中一些论点仍有很高的学术研究价值。[31]

要为如此重要和有深远影响的《标幽赋》作注,首先,必须深刻理解窦汉卿写《标幽赋》的主旨思想与内涵;其次,要具有扎实的专业功底、深厚的针灸学术造诣和较高的文学修养。二者缺一不可。

《标幽赋》文辞简奥难明,王国瑞《扁鹊神应针灸玉龙经》首先为之作注,但意犹未尽。王镜潭《重注标幽赋》,明洪武初年(1368年),处洲医学提举祝伯静亦曾为之作注,但此二书都已失传。徐氏遂又对《标幽赋》逐句加注解,阐发其微义。其后,高武、杨继洲、吴崐以及清代李学川等诸多针灸名家为此赋作注,足见此赋的学术价值和地位。其中尤以徐凤注解的《标幽赋》学术成就最高。徐凤怀着对窦汉卿的崇敬之情对《标幽赋》逐句详加注解,旁征博引,阐发其微义,是其学术思想的一次集中展现,而且达到了很高的学术水平,后学者无出其右。乃至后世杨继洲著《针灸大成》时所收录《标幽赋》的注解,基本原文引录徐凤编撰《针灸大全》中对窦汉卿《标幽赋》的注解,可见《标幽赋》注释体现出了徐凤极高的针灸学术造诣,成为《标幽赋》画龙点睛、珠连璧合的一部分,不可割舍。

徐凤注解《标幽赋》时,内外引证,循经据典,外循《素问》之说,又据《灵枢》本意,内参"捷法"之妙,有比较明显的三个特点:

(1) 注解语言简练生动,准确贴切,通俗易懂。

对于《标幽赋》中"凡刺者,使本神朝而后入。既刺也,使本神定而气随。神不朝而勿刺,神已定而可施"一段,王国瑞《扁鹊神应针灸玉龙经》注曰:"神者,脉也。脉息见于穴下,气至可刺之。脉息不至则不均,不全则不定,穴下气分,不可刺也。"而徐凤注曰:"凡用针者,必使患者精神已朝,而后方可入针。既刺之,必使患者精神安定，而后施针行气。""神"的概念抽象，王国瑞解释为"脉息"，与原意不合。徐氏解释为"患者精神"，不但与原意合，而且更切用于临床。[28]

对于《标幽赋》中"气之至也，如鱼吞钩饵之沉浮；气未至也，如闲处幽堂之深邃"一句，徐凤注："气既至，则针有涩紧，似鱼吞钩，或沉或浮而动；其气不来，针自轻滑，如闲居静室之中，寂然无所闻也。"将"沉浮"二字配以"动"，形象贴切，气至之状跃然纸上。"深邃"用"闻"字注解，即描述了气不至的动态，又体悟出寂静无声的静态。用生活常态的动作来解释深奥之理，可谓准确贴切，通俗易懂。

（2）引用《素问》和《灵枢》原文进行注解。

在《标幽赋》注解中，徐凤多次引录《素问》、《灵枢》之言。如，注解"拯救之法，妙用者针"时引用《素问·五脏别论篇》，"拘于鬼神者，不可与言至德；恶于针石者，不可与言至巧"。

注解"查岁时天道"时引用《素问·八正神明论篇》，"岐伯曰：'凡刺之法，必候日月星辰，四时八正之气，气定乃刺之。是故天温日明，则人血淖液而卫气浮，故血易泻，气易行；天寒日阴，则人血凝泣而卫气沉……阴阳相错，真邪不别，沉以留止，外虚内乱，淫邪乃起'"，"天有五运，金、水、木、火、土也"。

注解"定形气于予心"时引用《素问·三部九候论》，"凡用针者，必先度其形之肥瘦，以调其气之虚实，实则泻之，虚则补之。必先去其血脉，而后调之"，"形盛脉细，少气不足以息者，危。形瘦脉大，胸中多气者，死。形气相得者，生，不调者病，相失者死"。

注解"春夏瘦而刺浅，秋冬肥而刺深。"时引用《素问·刺要论》，"病有沉浮，刺有浅深，各至其理，勿过其道，过之则内伤，不及则外壅，外壅则邪从之。浅深不得，反为大贼。内伤五脏，后生大病"。

注解"观夫九针之法，毫针最微。七星上应，众穴主持"时引用《灵枢·九针十二原》，"昔黄帝治九针者，上应天地，下应阴阳四时。九针之名，各不同形。一曰镵针以应天，长一寸六分，头大末锐，去泻阳气……九曰大针，以应九野，长四寸，其锋微圆，史如梃以泻机关之水也。九针毕矣"。

注解"更穷四根三结，依标本而刺无不痊"时引用《灵枢·根结》，"足太阴根于隐白，结于太仓也……三结者胸结、腹结、便结"。

凡此种种，不一一列举。徐凤在注解标幽赋时，直接引用或较明显大篇幅引用《素问》和《灵枢》内容的地方有十五处之多。

（3）引用《针灸大全》中的相关篇目内容进行"内参"注解。

在注解"春夏瘦而刺浅，秋冬肥而刺深"时，详述春夏秋冬刺法之道，没有详细展开，而说："理见子午流注（指卷五'论子午流注之法'）"。

在注解"气速至而效速，气迟至而不治"时，徐凤说："言下针若得气来速，则病易痊，而效亦速也。气若来迟，则病难愈，而有不治之忧。故赋云：气速效速，气迟效迟。候之不至，必死无疑。"这里的"赋"指卷五《金针赋》。所引为简要引述。其中间省略了"死生贵贱，针下皆知，贱者硬而贵者脆，生者涩而死者虚"等几句。

在注解"原夫补泻之法，非呼吸而在手指"时，徐凤说："此言补泻之法，非但呼吸，而在乎手指之法也。法分十四者……法则如斯，巧拙在人之活法，备详《金针赋》内。"具体手法当在《金针赋》中。

在注解"推于十干十变，知孔穴之开阖"时，徐凤说："十变者，逐日临时之变也。备载《灵龟八法》之中。"即卷五"论子午流注之法"。

以上种种不一一列举，这表明，《针灸大全》各卷是一个统一的整体，前后呼应，前后互参。

第二节 撮其精要论针理，堪繁就简传手法

针刺手法是指进针、行针、出针过程所运用的各种方法。针刺手法有广义、狭义之分。广义的针刺手法指针刺操作的全部施术方法，包括进针的准备、治神、揣穴、循切，以及进针后的操作和出针等各种手法；狭义的针刺手法指毫针进针后到出针前的操作方法。在针刺治疗中，在同样疾病、同样穴位的针刺条件下，常因操作手法不同而产生具有很大差异的疗效。有道是"手法不明，针灸不灵"。《灵枢·九针十二原》篇亦说："虚实之要，九针最妙，补泻之时，以针为之。"可见，古今中外的针灸学者都非常重视对针刺手法的研究，而徐凤在继承前人针刺手法理论的基础上，又做了总结、发展与创新，对后世针刺手法的发展产生了重要的影响。

一、赋金针，集撮简真要，献捷法莫若廷瑞

《金针赋》为针灸歌赋名。始载于徐凤的《针灸大全》，全名《梓岐风谷飞经走气撮要金针赋》。关于该赋作者是谁，大致有三种说法：一是认为作者是号"泉石"的老人。如黑龙江祖国医药研究所《针灸大成校释》卷一说，"本赋为一位隐居西河号称泉石老人所著"。又如沈霍夫主编的《中国针灸荟萃·针灸歌赋之部》、张大千的《中国针灸词典》、程宝书的《新编针灸大辞典》以及李鼎的《谁为金针赋一篇？——〈金针赋〉的作者及其内容评析》也认为，本赋著者是泉石。二是认为作者是泉石心。陆寿康主编的新世纪全国高等中医药院校规划教材《刺法灸法学》第一章概论说："明初泉石心《金针赋》见载于徐凤所著的《针灸大全》。"三是认为作者是徐凤，其号为"泉石"。如张吉编著的《各家针灸医籍选》说：

"《梓岐风谷飞经走气撮要金针赋》据称为徐凤根据当时针法删繁撮要编辑而成。"[32]杨运宽,胡幼平在《〈金针赋〉作者辨疑》中通过考证指出,《金针赋》作者当为徐凤,号泉石。王启才的《针灸医学宝典》、陈克正的《古今针灸治验精华》、袁宜勤的《徐凤的针灸学说探要》以及严善馀的《明代医家徐凤针灸学术思想精萃》均指出,徐凤号泉石,撰写《金针赋》。从郑魁山1987年点校《针灸大全》所用点校底本为明正统己未年(1439)三多斋刊本《铜人徐氏针灸合刻》来看,《针灸大全》当成书于1439年,而《金针赋序》则为徐凤所作,因其后所注时间为"正统四年己未年岁八月既望",据此,《金针赋》则是徐凤"阅其所传针法之书",在"梓岐风谷、飞经走气补泻之法"的基础上,"撮其简要,不愧疏庸,编辑成文,名曰《金针赋》"。

上述说法孰是孰非,后学者莫衷一是。但有一个共同点他们都表示认同:如此重要、影响深远的著述,前师已无从考证,而徐凤师承、延续并发展了这一学术思想。《金针赋》是徐凤第一个辑录和提出来的,其极高的针灸学术价值毋庸置疑,对后世的针刺手法产生了积极而深远的影响。其作为《金针赋》学术思想的继承者、发扬者和传播者,既有继承的成分,亦有发挥的思想。因此,《金针赋》应当作为徐凤学术思想及学术贡献的一部分加以肯定,徐凤对针灸学所做的学术贡献不可磨灭,其所展现的学术才华令人钦佩。

徐凤《针灸大全·金针赋》中"观夫针道,捷法最奇。须要明于补泻,方可起于倾危"这一思想对现代的针灸理论与临床治疗产生了巨大的影响。徐凤在针刺手法上的学术贡献主要体现在将《内经》以及窦氏学术思想结合,总结归纳出下针十四法等各种单式手法,以及首创烧山火、透天凉等十二种复式手法。

二、论针要,承先贤医理,总下针一十四法

徐凤在发扬《难经》、窦氏"针道之书"的同时,做了"是故爪而切之,下针之法;摇而退之,出针之法;动而进之,催针之法;循而摄之,行气之法。搓则去病,弹则补虚。肚腹盘旋,扪为穴闭。沉重豆许曰按,轻浮豆许曰提。一十四法,针要所备"的总结归纳,使之连贯成为"爪、切、摇、退、动、进、循、摄、搓、弹、盘、扪、按、提"一套针刺的基本手法,即下针十四法。其法言简意赅,朗朗上口,易于记诵,是《金针赋》中比较突出的内容之一。(见表 1)

表 1 《金针赋》下针十四法简表[33]

手法	应用	操作方法	手法	应用	操作方法
爪	下针	用指甲按掐穴位。	摄	行气	随经络按掐穴位上下。
切		用指甲在穴上做按掐动作。	搓	泄气	将针单向捻转。
摇	出针	左右摇摆针体。	弹	补气	弹动其针。
退		将针由深出浅。	盘	用于肚腹	将针做圆周形盘转。
动	催气	活动其针。	扪	闭穴	出针后按压针孔。
进		将针由浅入深。	按	添气	下插其针(重沉豆许)。
循	行气	沿经络抚摩穴位上下。	提	抽气	升提其针(轻浮豆许)。

"爪而切之,下针之法。"针刺之前,先以押手大拇指甲按掐于穴上,使取穴准确。同时用押手大拇指甲垂直于穴位上做切按动作,以宣散卫气,减轻疼痛,不伤荣卫。由此可见,徐凤十分重视押手的作用,提倡双手配合进针。押手在针刺过程中,具有探明穴位、减轻针刺疼痛、宣散卫气和固定腧穴局部皮肤的作用。正如《标幽赋》所云:"左手重而多按,欲令气散;右手轻而徐入,不痛之因。"《难经·七十八难》亦云:"知为针者,信其左;不知为针者,信其右。当刺之时,先以左手压按所针荥俞之处,弹而努之,爪而下之,其气之来,如动脉之状,顺针而刺之。"

徐凤《针灸大全·金针赋》将爪法和切法合而论之，同隶属于下针之法，其论述言语简练，内容简要，便于记忆。

"摇而退之，出针之法。"用手指执持针柄，将针身左右摇摆，"摇大其穴"（《灵枢·官能》），便于出针泄气。是对"摇，凡泻针，欲出针，必须动摇而出者是也。退，为补泻欲出针时，各先退针一豆许，然后却留针，方可出针，此为退也"（《针经指南》）的精辟表述。同时，在其后诸多著作中，对此法亦有注解。《针灸问对》云："迅退针出穴时，必须摇撼而出之。"《针灸大成·三衢杨氏补泻》亦云："欲退之际，一部一部以针缓缓而退也。"徐凤《针灸大全·金针赋》对摇法与退法做了总结归纳，言简意赅，同归属于出针之法。

"动而进之，催针之法。"将针由浅入深进针，活动其针，"动而伸之"（《难经·七十八难》），增强针感，起到催气作用。是对《针经指南》"动，如气不行，将针伸提。进，凡不得气，男外女内者，及春夏秋冬各有进退之理，此之为进也"之意的总结和概括，将动法与进法归入催气之法。

"循而摄之，行气之法。"用手指指腹在穴位经脉循行路线上下抚摩或用拇指、食指、中指沿穴位上下提捏，促使经气沿经脉传导，滞针后在穴上下循摄，可使局部肌肉松驰从而解除滞针。循法，出自《素问··离合真邪论》："不足者补之奈何？……必先扣而循之。"王冰注："扣循谓手摸，扣而循之，欲气舒缓。"摄法，源于《素问·离合真邪论》的"切而散之"。《针经指南》："循，凡下针于属部分经络之处，用手上下循之，使气血往来而已是也。摄，下针如气涩滞，随经络上，用大指甲上下切其气血，自得通行也。"徐凤《针灸大全·金针赋》将摄法与循法同用，隶属于行气之法。以放松局部，激发经气，促使气血运行和针感传导。

"搓则去病。"将针单向捻转，利用其牵拉作用以激发经气，加强针感。徐凤将"捻"并入"搓"，用以泄气，亦是对《针经指南》中"搓，凡令人觉热，向外似搓线之状，勿转太紧。治寒而里卧针，依前转法，以为搓也。捻，以手捻针也。务要识乎左右也，左为外，右为内"之意的高度概括。徐凤指出："男子者，大指进前左转，呼之为补，退后右转，吸之为泻……女子者，大指退后右转，吸之为补，进前左转，呼之为泻。"

"弹则补虚。"用手指弹动针柄，随针身颤动，使针感持续不断。弹可补气。历代医家多主张以弹法分补泻，《针经指南》云："弹则补虚。"《针灸问对》曰："弹，凡补时，可用大指甲轻弹针，使气疾行也。如泻，不可用也。"

"肚腹盘旋。"使针做圆形盘转，可加大刺激量，用于腹部肌肉松弛之处。《针经指南》："如针腹部，于穴内轻盘摇而已，为盘之也。"《针灸问对》解释云："如针腹部软肉去处，只用盘法……其盘如循环之状。"

"扪为穴闭。"出针后用手指按压针孔，减轻出针后的痛感，防止气泻，用于出针闭穴。扪法出自《素问·离合真邪论》的"扪而循之"。《灵枢·官能》篇说："补必……气下而疾出之，推其皮，盖其外门，真气乃存。"《针经指南》："凡补时，用手扪闭其穴是也。"扪法是开阖补泻之补法。出针后用扪法以止血，另外，用手指按扪针穴及其上下，可以消除疼痛、酸麻等针刺后遗感。

"重沉豆许曰按。"将针下插豆许，促使针感增强。《医学入门》云："按者，插也。"按可添气。《针经指南》云："以手捻针无得进退，如按切之状是也。"《针灸问对》："欲补之时，用手紧捻其针按之……按以添气。添，助其气也。"

"轻浮豆许曰提。"下针十四法的提法是徐凤所增补，以与"按"对举，提法将针上提豆许，使针下感应减弱或消失。提可抽气。《针灸问对》曰："欲泻之时，以手捻针，慢慢伸提豆许，无得转动……其法提则气往，故曰提以抽气。"

经徐凤《针灸大全·金针赋》整理、归纳的下针十四法，是一套针刺基本手法，具有较强的可操作性。它继承窦氏针刺手法理论，既无悖于《内经》、《难经》经旨，又切合临床实际，对后世医家影响较大。

三、研内经，变三刺之法，倡三才分层针刺

《内经》最早提出三刺法。《灵枢·官针》云："所谓三刺则谷气出者，先浅刺绝皮，以出阳邪。再刺则阴邪出者，少益深绝皮，致肌肉，未入分肉间也。已入分肉间则谷气出。故刺法曰：始刺浅之，以逐邪气而来血气。后刺深之，以致阴气之邪。最后刺极深之，以下谷气。"《灵枢·始终》云："一刺则阳邪出，再刺则阴邪出，三刺则谷气至，谷气至而止。所谓谷气至者，已补而实，已泻而虚，故以知谷气也。"《内经》按皮内、皮下、分肉间，将针刺深度分为浅、中、深三层，以祛邪扶正。

徐凤根据《内经》提出的三刺法，进一步提出将针刺深度分为"天"、"人"、"地"三才的分层刺法。《金针赋》中曰："下针之法，先须爪按，重而切之，次令咳嗽一声，随咳下针。凡补者呼气，初针刺至皮肉，乃曰天才；少停进针，刺至肉内，是曰人才；又停进针，刺之筋骨之间，名曰地才。"将《内经》与《金针赋》比较来看，《灵枢·官针》的三刺法注重从深层的"分肉之间"取谷气，《金针赋》的三才法则注重在中层的"人才"运用针法，把中间层看成游刃有余的便于运针的所在，认为"针至人之分，待气沉紧，倒针朝病。进退往来，飞经走气，尽在其中矣。"二者比较来看，徐凤的三才分层法较之《内经》更具有可操作性。徐凤还将三才与补泻相结合，提出"补者一退三飞，真气自归；泻者一飞三退，邪气自避"。其复式补泻手法烧山火、透天凉便是按天人地三才分层操作的典范运用。[34] 其后，杨继洲《针灸大成》中对三才分层刺法也有论述，其复式补泻手法，多以分层操作，亦是受徐凤针刺三才法之影响。

四、辨调气，候气之归来，明针下正邪之气

《灵枢·五乱》记载有导气法："徐入徐出，谓之导气。"导气法是一种进针出针速度均匀缓慢的针刺方法，是调气法的一种。《金针赋》是一篇专论针法的著作，其将能调节、控制针刺感应向一定方向扩散传布的针刺方法称为调气、运气法："及夫调气之法，下针至地之后，复人之分。欲气上行，将针右捻，欲气下行，将针左捻……按之在前，使气在后；按之在后，使气在前，运气走至疼痛之所，以纳气之法，扶针直插，复向下纳，使气不回。若关节阻涩，气不过者，以龙虎龟凤通经接气。大段之法，驱而运之，仍以循摄爪切，无不应矣。"赋中明确指出，调气法是以针的左右捻转来控制气感的下行与上行，以手指按压来控制气感的前行与后行，直至气至病所。意即"捻针，使气下行至病所"[35]。

徐氏调气法的操作，包括五个方面：其一，进针之前，"先须爪按，重而切之"，以激发经气。进针要分天、人、地三部，进针之后，每部须稍停针以待气至。此所谓"近气勿失，远气乃来"。其二，在人部，用捻针的方法加强刺激，使针下之气向远端扩散。其所谓"欲气上行,将针右捻；欲气下行，将针左捻"，达到"捻以使气"的效果。其三，在人部，"待气沉紧，倒针朝病"。即用针刺的方向来调气。《金针赋》所称"龙虎龟凤，通经接气"即采用此法。其四,采用押手在穴位前、后按压调气，按之在前，使气在后；按之在后,使气在前。其五,在穴位所属经脉上采用循摄、爪切、动摇、搓弹等辅助手法调气。"气不至者，以手循摄，以爪切掐，以针摇动，进捻搓弹，直待气至。"[34]

徐凤《针灸大全·金针赋》还注重出针时的调气。其云："出针之法，病势既退，针气微松；病未退者，针气如根，推之不动，转之不移，此为邪气吸拔其针，乃真气未至，不可出之；出之者，其病即复。再须补泻，停以待之，直候微松，方可出针。"受其影响，杨继洲亦说："如出针，

内捻者令正气行至病所，外捻者令邪气至针下而出也。"并进一步明确了气的正邪性质，即所谓："内捻者正气下行至病所，外捻者邪气上行于针下而出。"[35]

五、通经络，以飞经走气，创龙虎龟凤大法

飞经走气四法源于徐凤《针灸大全·金针赋》，内容包括青龙摆尾、白虎摇头、苍龟探穴、赤凤迎源四法，简称"龙虎龟凤"。其命名是借用了中国古代星相学的四象，即"东苍龙、西白虎、南朱雀（凤）、北玄武（龟）"。[36]飞经走气四法属"通经接气，大段之法"，"若关节阻涩，气不过者，以龙虎龟凤，通经接气大段之法，驱而运之"，"若夫通关过节催运气，以飞经走气"。《金针赋》中两处提及该法，其一为"三才"法中，曰："退针至人之分，待气沉紧，倒针朝病，进退往来，飞经走气，尽在其中矣。"其二为："过关过节，催运气血，以飞经走气，其法有四：一曰青龙摆尾……二曰白虎摇头……三曰苍龟探穴……四曰赤凤迎源……"[37]之后，飞经走气四法先后被汪机的《针灸问对》、李梴的《医学入门》、杨继洲的《针灸大成》等明代多部针灸专著所辑录，并对其有了进一步的阐述和发挥，使之成为目前针灸临床行之有效的催气、行气手法。

（1）青龙摆尾。

青龙摆尾针法在《金针赋》中列为飞经走气第一法，是最基本的操作方法。该法具有温通气血、推动经气运行的作用。临床用于癥瘕积聚、关节痹痛等病证。在《针灸聚英》、《针灸大成》等著作中称其为"苍龙摆尾"。汪机、李梴、杨继洲则在继承徐凤青龙摆尾手法特点的基础上，又提出了各自的见解。（见表2）

表 2 青龙摆尾针法对比

著　作	原　文	操　作	作用特点
徐凤《针灸大全·金针赋》	青龙摆尾，如扶船舵，不进不退，一左一右，慢慢拨动。	将针斜向浅刺，针尖刺向病所，得气后，刺手拇食二指夹持毫针尾部左右缓缓摆动，从而带动针体摆动，但针体并无进退的动作，使作用力传至针尖，促使气至病所。	作用在毫针尾部，针刺深度较浅，不含提插捻转，摆动时强调宜慢，故刺激较为温和，适用于大部分穴位。此针法的三要素为："如扶船舵，一左一右，慢慢拨动。"
汪机《针灸问对》	行针之时，提针至天部，持针摇而按之，如推船舵之缓，每穴左右各摇五息，如龙摆尾之状。兼用按者，按则行卫也。	将针直刺入地部，后提针至天部，再如推船舵方式，边摇边按。向右摇摆，接着下按，提退至原位，再向左摇摆，接着下按，提退至原位，此为一周期，反复行针五息。	此法形似青龙摆动长尾，兼用按法，目的在于使卫气下行而施补。[38] 强调"行卫"。
李梴《医学入门》	以两指扳倒针头，朝病所如扶船舵，执之不转，一左一右，慢慢拨动九数，甚三九二十七数，其气过经交流。	将针刺入天部，刺手两指将针柄扳倒，使针尖朝向病所，不转动针体而如扶船舵一左一右缓慢拨动针柄九数，或三九二十七数，促使经气加快循行。[38]	此法强调向患病部位行针。配合九六补泻手法中的补法，使经气加快循行速度。
杨继洲《针灸大成》	苍龙摆尾行关节，回拨将针慢慢扶，一似江中舡上舵，周身遍体气流普。或用补法而就得气，则纯补；补法而未得气，则用泻，此亦人之活变也。凡欲下针之时，飞气至关节去处，便使回拨者，将针慢慢扶之，如舡之舵，左右随其气而拨之，其气自然交感，左右慢慢拨动，周身遍体夺流不失其所矣。	将针直刺入地部得气，再提针至天部，将针尖朝关节方向下按，如扶船舵之势，慢扶针，左右随气拨动，促使经气循行至关节。再将针尖方向逆关节方向，仍施上法反复操作，促使经气通畅。[38]	杨继洲在继承徐凤《针灸大全·金针赋》的基础上，进行了创新，寓补于泻，即"或用补法而就得气，则纯补；补法而未得气，则用泻"。

对比上表不难看出，徐凤《针灸大全·金针赋》所述青龙摆尾手法是最基本的行针方法。纵观各家针法，青龙摆尾针法技术的三要素一如徐凤《针灸大全·金针赋》所言："如扶船舵，一左一右，慢慢拨动。"犹如水中行舟的摇橹，在一摇一摆的过程中，推舟前进，以达到催发经气的作用。[38]

（2）白虎摇头。

白虎摇头针法在《金针赋》中列为飞经走气第二法。《针灸聚英》、《针灸大成》等著作称其为"赤凤摇头"。该法针刺较深，为深部催气、行气法，即所谓"行荣也"，其刺激强度较青龙摆尾强。白虎摇头法行气为主，属于泻法范畴，兼能泻实。能清热泻火、祛风化痰、行气活血。临床用于实热证。徐凤、汪机、李梴、杨继洲白虎摇头针法比较见表3。

表3　白虎摇头针法对比表

著作	原文	操作	作用特点
徐凤《针灸大全·金针赋》	白虎摇头，似手摇铃，退方进圆，兼之左右，摇而振之。	进圆，即从天部进针，沿圆柱形的边缘，呈螺纹线向右盘旋，进入地部。退方，即退针时，沿长方体的边缘向左盘旋，呈直线横行直退。操作时先右盘进圆，后左盘退方，再左盘进圆，后右盘退方。	"退方进圆"与青龙摆尾的"不进不退"相反。反复操作，周而复始，达到左右方向、又摇又振的效果。[39]（见图1）

(续上表)

著 作	原 文	操 作	作用特点
汪机《针灸问对》	行针之时，开其上气，闭其下气，气必上行；开其下气，闭其上气，气必下行。如刺手足，欲使气上行，以指下抑之；欲使气下行，以指上抑之。用针头按住少时，其气自然行也。进则左转，退则右转，然后摇动是也。又云：……行针之时，插针地部，持针提而动之，如摇铃之状，每穴每施五息。退方进圆非出入也，即大指进前往后，左右略转，提针而动之，似虎摇头之状。兼行提者，提则行荣也。	《针灸问对》中载录了两种白虎摇头针法。第一种为：分浅中深三层行针，左转针体进针，至地部，欲使经气上行用押手按闭穴位下方。欲使经气下行用押手按闭穴位上方。右转针体退针，反复施针，然后左右摇动针体。（见图2）第二种为：退方，进针直插入地部，针尖在地部同一水平面按正方形移动，提动时以小幅度提插并配合左右略微捻转针体。进圆，针尖在地部同一水平面按圆形移动，同时小幅度插动针尖，并左右略微捻转针体。反复施术，每穴的操作时间是五息。[39]（见图3）	汪机认为徐凤《针灸大全·金针赋》白虎摇头的"退方进圆"是左右捻转、"提伸而动"之意。
李梴《医学入门》	以两指扶起针尾，以肉内针头轻转，如下水船中之橹，振摇六数，或三六一十八数。如欲气先行，按之在后；欲气后行，按之在前。	分天、人、地三层行针，先轻捻转针体进入人部得气。在人部先右后左摇动针体，犹如在水中行船摇橹一样，振摇针体六数或三六十八数。如欲使针感前行，押手按压针后，欲使针感后行，押手按压针前。（见图4）	加入了押手的按法，使针感传导。

47

（续上表）

著作	原文	操作	作用特点
杨继洲《针灸大成》	凡下针得气，如要使之上，须关其下，要下须关其上。连连进针，从辰至巳，退针，从巳至午，拨左而左点，拨右而右点，其实只在左右动，似手摇铃，退方进圆，兼之左右摇而振之。	将针刺入得气后，欲使针感上行，押手按压穴位下方，欲使针感下行，押手按压穴位上方。将针柄右拨，则针尖向左下方，此方向为辰位，再将针柄拨向左方则针尖向正下方，此方向为巳位，即从辰至巳，此法为进。之后将针柄拨向左方则针尖向右下方，此方向为午位，即从巳至午，此法为退。反之，针尖从午经巳到辰，即从午至巳为进，从巳至辰为退。之后再行如徐凤白虎摇头法的退方进圆手法为行针的一个周期。	将白虎摇头称为赤凤摇头。这种方法，主要是针尖的左右摆动，如同手摇铃响，如船中橹的摇动，如赤凤左右摇头。此法是泻法，适用于实热证。（见图5）

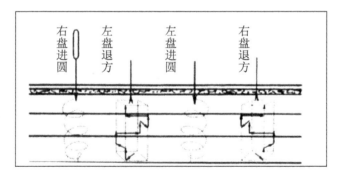

图1. 徐凤白虎摇头针法

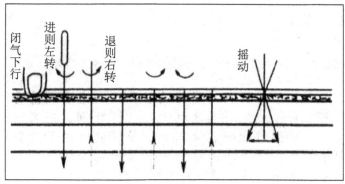

图 2　汪机白虎摇头针法一

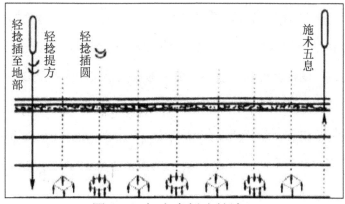

图 3　汪机白虎摇头针法二

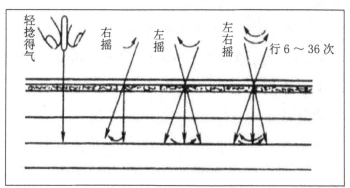

图 4　李梴白虎摇头针法

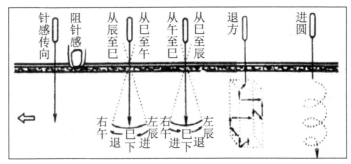

图 5　杨继洲赤凤摇头针法

白虎摇头针法源于徐凤的《针灸大全·金针赋》，其核心在于"退方进圆"和"摇振"。其操作要素为"进圆而摇，退方而振"。故此，汪机（第二法）和杨继洲的操作是对徐凤《针灸大全·金针赋》白虎摇头针法的继承和发挥。汪机所论第一法和李梴所论均已不属白虎摇头之列。[39]

白虎摇头针法在操作方法上，汪机、李梴、杨继洲均强调针刺得气后，押手配合针感走向。李梴更是指出"龙为气，虎为血"，认为青龙摆尾可行气，白虎摇头可行血。杨继洲则明确指出"青龙摆尾手法，补"，"赤凤摇头手法，泻"。

(3) 苍龟探穴。

苍龟探穴犹如乌龟入土探穴，四方钻剔而命名。该法具有上下催气、四方搜气以及疏通经络、推行经气的作用，可使经气由浅入深向四方扩散，为四法中刺激强度最大的手法。临床多选用肌肉丰厚处的穴位，用于治疗各种痛证。

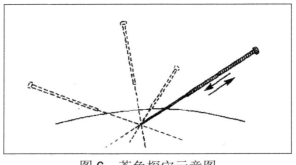

图 6　苍龟探穴示意图

苍龟探穴手法重点在于探寻，通过向不同的深度即"三进"和不同的方向即"四方"刺入，去搜寻最佳针感。其主要由三才法和多向透刺组成。徐凤、汪机、李梴苍龟探穴针法比较见表4。

表4 苍龟探穴针法对比

著 作	原 文	操 作	作用特点
徐凤《针灸大全·金针赋》	苍龟探穴，如入土之象，一退三进，钻剔四方。	将针刺入地部后，直退至天部，然后以刺手两手指扳倒针身，更换针尖方向，依次为先上后下、自左而右四方斜刺，每一方向又分天、人、地三部徐徐进针，得气后一次退至天部，然后改变方向，依上法再针。	这一针法的关键在于：一退三进，钻剔四方。"一退三进"为一次退针，分三部进针，徐进疾出，由浅入深。"钻剔四方"指针刺于不同深浅的部位，向不同的方向斜刺，如苍龟入土之状，以探索催经运气，使经气流通四布。[40]（见图6）
汪机《针灸问对》	苍龟探穴……得气之时，将针似龟入土之状，缓缓进之，上下左右探之。上下，出内（纳）也；左右，捻针也。又云：下针用三进一退，将两指按肉，如持针于地部，右盘提而剔之，如龟入土，四围钻之。盘而剔者，行经脉也。	一者将针刺入得气后，如龟入土之状，缓缓进针，上下提插、左右捻转。二者进针行三进一退之法，将针刺入地部，如龟入土之状，先上后下，先左后右四方斜刺。	汪机提出在向四方斜刺的同时还可配合捻转法。
李梴《医学入门》	两指扳倒针头，一退三进，向上钻剔一下，向下钻剔一下，向左钻剔一下，向右钻剔一下。先上而下，自左而右，如入土之象。	将针刺入地部后，直退至天部，然后以刺手两手指扳倒针身，即一退三进，由浅入深，上下左右向四方斜刺，犹如龟入土之象。	明确指出针刺之上下左右的先后顺序。

51

（4）赤凤迎源。

赤凤迎源因其操作犹如凤凰展翅飞旋之状而得名。该法始见于《金针赋》飞经走气最后一法，主要由三才法、提插捻转和飞法组成。赤凤迎源具有上下催气、行气、守气，疏通经络、行络脉之气的作用，刺激强度较苍龟探穴弱。临床用于治疗各种痛证。徐凤、汪机、李梴赤凤迎源针法比较见表5。

表5 赤凤迎源针法对比表

著 作	原 文	操 作	作 用 特 点
徐凤《针灸大全·金针赋》	赤凤迎源，展翅之仪，入针至地，提针至天，候针自摇，复进其元，上下左右，四周飞旋。	先将针刺入地部，得气后上提至天部，在天部得气后自摇。上下左右快速捻转，形如凤凰展翅，四周飞旋。（见图7）	展翅之仪，即凤凰翅翼上下扇动、左右翻飞之状，用大指向前转时下插，大指向后转时上提，即"上下左右"，同时结合一捻一放的飞旋动作，即"四周飞旋"。
汪机《针灸问对》	《针灸问对》除收录《金针赋》原文外，又另提出一种操作方法："下针之时，入天插地，复提至天，候气入地，针必动摇；又复推至人部，持住针头，左盘，按而捣之，如凤冲风摆翼之状。盘而捣之，行络脉也。"	先将针刺入天部，后深刺入地部，得气后上提至天部，在天部得气后深刺入地部，自摇。又退针至人部，将针向前捻转下插。形如凤凰展翅，四周飞旋。	人部行飞法。
李梴《医学入门》	以两指扶起针，插入地部，复提至天部，候针自摇，复进至人部，上下左右，四周飞旋，如展翅之象。病在上，吸而退之；病在下，呼而进之。	先进针地部，再提针至天部，待得气后自摇，复插入人部，上下左右快速捻转，一捻一放。病在上，吸气时右转提针；病在下，呼气时左转插针。	进至人部行飞法。

52

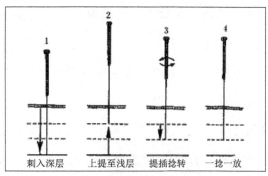

图7 赤凤迎源示意图

（5）小结。

通过对比研究，徐凤《针灸大全·金针赋》飞经走气四法是其后乃至现代各医家施行龙虎龟凤手法的基础，这是徐凤对针刺手法传承做出的巨大贡献。"若关节阻涩，气不过者"，飞经走气四法可以起到"过关过节，催运气血"的作用，是当今针灸临床常用的催气、行气手法。青龙摆尾有浅部催气、行气的作用；白虎摇头有深部催气、行气的作用；苍龟探穴有上下催气，四方行气的作用；赤凤迎源为上下、浅深搜气和行气法。[41] 临床上为了加强飞经走气四法的效果，使气感能向病所传导，可配合循按爪切等辅助手法，如《金针赋》所言："若关节阻涩，气不过者，以龙虎龟凤通经接气大段之法，驱而运之，仍以循摄爪切，无不应矣。"临床适用于经络气血阻滞之证，或用于在关节附近针刺而不得气者。

六、言疗疾，提治病八法，传经典手法于世

治病八法首载于徐凤《针灸大全·金针赋》，包括烧山火、透天凉、阳中之阴、阴中之阳、子午捣臼、进气法、留气法、抽添法，另载有龙虎交战法，实为九法。治病八法由多种手法组合而成，被后世医家奉为经典的复式补泻手法。《金针赋》治病八法有如下特点。其一，运用了《周易本义·笠仪》中九为老阳数和六为老阴数的运数方法。补法多用九阳

数或九的倍数，泻法多用六阴数或六的倍数。其二，实施补法之后，针下有热感；实施泻法之后，针下有凉感。其三，补泻分层而施。其四，施针者须灵活掌握每种手法的操作，必要时根据具体情况反复施用。[34]

1. 烧山火、透天凉

徐凤《针灸大全·金针赋》首提烧山火、透天凉手法，是针灸临床中常用的复式针刺补泻手法，是最具代表性的热补凉泻针法之一。烧山火是针刺补法的综合应用，通过手法使阳气入内，使患者局部或全身出现温热感。因其临床疗效确切，而被历代医家所推崇，流传至今。烧山火手法示意图见图8。

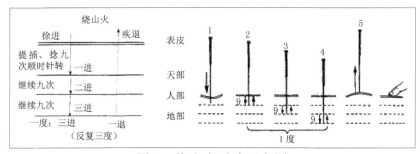

图8　烧山火手法示意图

烧山火作为经典的热补手法，对后世的贡献及影响巨大，后世医家遵循此法的同时亦多有发挥。《针灸问对》对其论述曰："一退三飞，飞，进也。如此三次为三退九进，则成九矣；其法：一次疾提至天，三次慢按至地……随按。""先浅后深者，浅则五分，深则一寸。"《针灸问对》虽对进针深度做了层次之分，但其解释却更含糊不清。《医学入门》曰，烧山火是"先浅入针，而后渐深入针，俱补老阳数（九）……慢提紧按老阳数，或三九而二十七数"，论述了进针应先浅后深，并指明了在不同层次上所施行的提插次数，但未说应分几层。《针灸大成》曰："烧山火，能除寒，三进一退热涌涌，鼻吸气一口，呵五口……凡用针之时，须捻运入五分之中，行九阳之数，其一寸者，即先浅后深也，若得气，便行运针之道。运者男左女右，渐渐运入一寸之内，三出三入，慢提紧按，若觉针头沉紧,其针插之时,热气复生,冷气自除,未效,依前再施也。"三进一退,紧按慢提,先浅后深,行九阳数,呼吸配合,三出三入。[48]

透天凉手法后世医家亦有补充发挥。《针灸问对》曰:"透天凉,先深后浅,约入一寸,用六阴三出三入,紧提慢按,寒至,徐徐退出五分。令地气入,天气出,热可退也。又云:一飞二退,如此三次,为三进六退,即六阴之数也。其法:一次即插入地,三次慢提至天,故曰疾按慢提。"《针灸大成》曰:"透天凉,能除热,三退一进冷冰冰,口吸气一口,鼻出五口。凡用针时,进一寸内,行六阴之数,其五分者,即先深后浅也。若得气,便退而伸之,退至五分之中,三入三出,紧提慢按,觉针头沉紧,徐徐举之,则凉气自生,热病自除;如不效,依前法再施。"透天凉针刺先深后浅,若得气,便退而伸之,退至五分之中,三入三出,紧提慢按,觉针头沉紧,徐徐举之,凉气自生。[48]透天凉手法示意图见图9。

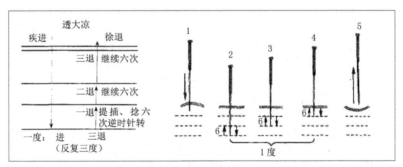

图9 透天凉手法示意图 [46] [47]

烧山火与透天凉是相对提出的,一个是针对虚寒的热补方法,一个是针对实热的凉泻方法。充分体现了"虚则补之,实则泻之,热者寒之,寒者热之"的中医治病基本大法,并且充分体现了根据患者病之不同而用不同治疗方法这一辨证施治原则。烧山火与透天凉简表见表6。

表6 烧山火与透天凉简表

名称	原文	操作	主治	特点及要素	理论渊源
烧山火	烧山火，治顽麻冷痹，先浅后深，用九阳而三进三退，慢提紧按，热至，紧闭插针，除寒之有准。	针刺先浅后深，依据三才理论，用九阳之数三进三退，慢提紧按，有热感时，出针，紧闭其孔。（见图8）	适用于顽麻冷痹等虚寒证。	一是运用三才法分层施术；二是在《难经》插针为补的基础上，借鉴了《千金翼方》的原则，强调快速插针；三是介入易理及阴阳理论。烧山火以产生热感为目的，以得气为前提，以守气为关键，以"慢提紧按"为操作的核心，把治神和守神贯穿始终。[42][43]	《素问·针解篇》中有"刺虚则实之者，针下热也，气实乃热也"之论述。之后，《难经》对《内经》针刺补法的部分特点进行了高度概括，《难经·七十六难》云，"当补之时，从卫取气"，谓补法是针由浅入深而纳气。《难经·七十八难》云，"得气，因推而内（纳）之，是谓补"，提出了插针为补的操作。后世医家在《内经》《难经》的基础上进一步发展了针刺补法。孙思邈在《千金翼方》中首次提出"重则为补"的补当用重手法的原则。窦汉卿《针经指南》有取热感的针法。《标幽赋》对此有"推内进搓，随济左而补暖"之阐述。而至明代，徐凤则在《金针赋》中首次提出并命名了烧山火针法。[44]
透天凉	透天凉，治肌热骨蒸，先深后浅，用六阴而三出三入，紧提慢按，徐徐举针，退热之可凭。皆细细搓之，去病准绳。	将针刺深度分为浅、中、深三层，由深至浅，每层紧提慢按六阴数，如此反复几次，至病人自觉局部或全身有凉感时出针，不闭其孔。（见图9）	具有泻除邪气，诱导寒凉针感的作用。	透天凉采用一进三退、三飞一退、提插、九六、呼吸、迎随、开阖等法中的泻法组成。以产生凉感为目的，关键是引气由深出浅的抽提和散气于外的开大针孔两个单式动作。[43][45]	《难经·七十八难》："动而伸之，是谓泻。"《难经·七十六难》："当泻之时，从荣置气。"《灵枢·官能》："泻必……摇大针孔，气出乃疾。"《素问·针解篇》曰："满而泻之者，针下寒也，气虚乃寒也。"

2. 阳中之阴、阴中之阳

阳中之阴和阴中之阳两法，始见于《针灸大全·金针赋》。阳中之阴，亦称阳中隐阴，为先补后泻法。阳为补，阴为泻。阳中之阴，补中有泻，以补为主，补泻兼施的方法。阴中之阳与阳中之阴相对，亦称阴中隐阳，为先泻后补法。泻中有补，以泻为主，补泻兼施的方法。阳中之阴与阴中之阳简表见表7。

表7 阳中之阴与阴中之阳简表

名　称	《金针赋》原文	操　作	主　治	特点及要素
阳中之（隐）阴	阳中之阴，先寒后热，浅而深，以九六之法，则先补后泻也。	先进针五分，紧按慢提行九阳数，得热。再进针一寸，慢按紧提行六阴数，得凉。（见图10）	适用于先寒后热、虚中夹实之证。	先在人部行热补（烧山火），后在地部凉泻（透天凉）的混合手法。
阴中之（隐）阳	阴中之阳，先热后寒，深而浅，以六九之方，则先泻后补也。补者直须热至，泻者务待寒侵，犹如搓线，慢慢转针。	先进针一寸，慢按紧提，行六阴数，得凉。再退至五分，紧按慢提行九阳数，得热。（见图11）	适用于先热后寒、实中有虚之证。	先在地部行凉泻（透天凉），后在人部行热补（烧山火）的混合手法。

后世医家对阳中之阴亦有补充和发挥。《针灸问对》曰："先寒后热，浅以深。针入五分，行九阳之数，热至，便进针一寸，行六阴之数。乃阳行阴道之理，则先补后泻也。"《医学入门》曰："治疟疾先寒后热，一切上盛下虚等症，先浅入针，行四九三十六数，气行觉热，深入行三六一十八数。"《针灸大成》称为阳中隐阴，其曰："阳中隐阴，能治先寒后热，浅而深……凡用针之时，先运入五分，乃行九阳之数，如觉微热，便运一寸之内，却行六阴之数以得气，此乃阳中隐阴，可治先寒后热之症，先补后泻也。"

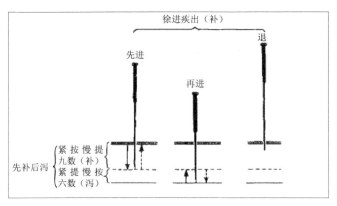

图 10 阳中之（隐）阴示意图

对阴中之阳的注解。《针灸问对》曰："先热后寒，深而浅。先针一寸，行六阴之数，寒至，便退入五分之中，行九阳之数，乃阴行阳道之理，则先泻后补也。"《医学入门》曰："如疟疾先热后寒，一切半虚半实等症，先深入针行六阴之数，气行觉凉，渐退针行九阳之数，此龙虎交战法也，俾阳中有阴，阴中有阳也。盖邪气常从正气而行，不交战，则邪不退而正不胜，其病复起。"《针灸大成》称为阴中隐阳，其曰："阴中隐阳，能治先热后寒，深而浅。凡用针之时，先运一寸，乃行六阴之数，如觉病微凉，即退至五分之中，却行九阳之数以得气，此乃阴中隐阳，可治先热后寒之症，先泻后补也。……补者直须热至，泻者直待寒侵，犹如搓线，慢慢转针，法在浅则当浅，法在深则当深，二者不可兼而紊乱也。"

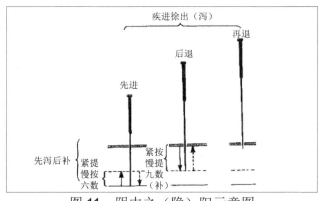

图 11 阴中之（隐）阳示意图

阳中之阴和阴中之阳两法均为徐凤受《灵枢·终始》、《难经·七十六难》有关补泻先后兼施原则启发而形成。《针灸问对》在《金针赋》论述该法的基础上对针刺分寸加以说明。《医学入门》则称阳中之阴和阴中之阳两法为"龙虎交战"法。《针灸大成》对该法又做了进一步说明。该法主要由徐疾法和提插法组成，均属补泻兼施法，适用于虚实夹杂之证。

3. 子午捣臼

子午捣臼法始见于徐凤《针灸大全·金针赋》，明代医家均承袭之，是一种将捻转与提插相结合的针刺手法。子午，指左右捻转；捣臼，指上下提插。该法导引阴阳之气，补泻兼施，有利水消肿的作用。

《金针赋》曰："子午捣臼，水蛊膈气，落穴之后，调气均匀，针行上下，九入六出，左右转之，十遭自平。"具体操作是：进针得气后，先紧按慢提九阳数，再紧提慢按六阴数，同时结合左右捻转，反复施行。

子午捣臼法的操作要领是"针行上下"和"左右转之"。"上下"指提插法，"左右"指捻转法。"子午"为十二地支的代词，左转为"子"，右转为"午"。"捣臼"，以捣杵上下于石臼象其形。同时，在操作上还讲究针刺的速度，故涉及徐疾手法。"九六"和"十遭"则均指该手法操作的次数。子午捣臼法是捻转、提插和徐疾三法的复式运针手法。整个操作是在边提插边捻转的过程中完成的，其刺激强度远较单纯的提插法或捻转法为强。[40]（见图12）

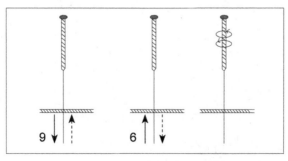

图12　子午捣臼法示意图

《针灸聚英》云："子午捣臼达者稀，九入六出莫更移，万病自然合天数，故叫病者笑微微。"《针灸问对》云："下针之后，调气均匀，以针上下九入六出之数，左右转之，导引阴阳之气，百病自除。"《针灸大成》曰："水蛊膈气。子午捣臼，上下针行，九入六出，左右不停。且如下针之时，调气得均，以针行上下，九入六出，左右转之不已，必按阴阳之道，其症即愈。"

4. 龙虎交战

该法始载于徐凤《针灸大全·金针赋》。"龙虎"，古人以龙虎分守左右，左青龙，右白虎。以苍龙为东方之神，白虎为西方之神，故左捻转针柄喻为龙、为补，右捻转针柄喻为虎、为泻。"交战"，是指左转、右转两法反复交替操作。龙虎交战法是比喻龙虎争斗之声势，以交替操作，达到补泻兼施的一种针刺手法。[49]

《金针赋》曰，"龙虎交战，左捻九而右捻六，是亦住痛之针"，言简意赅地指出该法是由捻转补泻和九六补泻组成，主治痛疼病证，但未明确指出左右共捻转多少次。具体操作是：进针得气后，先以左转为主，即大拇指向前用力捻转九阳数，再以大拇指向后用力捻转六阴数，如此反复施行多次，也可分浅、中、深三层进行。（见图13）

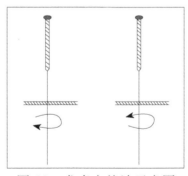

图13 龙虎交战法示意图

《针灸聚英》载"龙虎交战歌"，曰："天降真龙从此起，克木白虎真全体，反覆离宫向北飞，消息阴阳九六里。"其内容不全，只指出行九六补泻，其他操作技术不详。汪机《针灸问对》曰："下针之时，先行龙而左转，可施九阳数足；后行虎而右转，又施六阴数足。乃首龙尾虎以补泻。此是阴中引阳，阳中引阴，乃反复其道也。"又云："先于天部施青龙摆尾，左盘右转，按而添之，亦宜三提九按，令九阳数足；后于地部行白虎摇头，右盘左转，提而抽之，亦宜三按六提，令六阴数足，首龙尾虎而转之。此乃阴阳升降之理，住痛移痛之法也。"汪机在《针灸问对》中提出两种龙虎交战法。第一种是针刺深部得气后，先向左捻九进81次，向右捻六退36次，再向左捻九进81次，向右捻六退36次，即首龙尾虎而施补泻，达到阴中引阳，阳中引阴的目的。第二种是先在天部施行青龙摆尾法，针尖在天部向左盘行，两手指捻针柄向右转动。将针分三次上提，分九次下按，达81次。后将针插入地部行白虎摇头法，针尖在地部向右环周盘行，用两指将针柄向左转动。在地部将针下按三次，上提六次，达36次，最后出针。[50]汪氏第一种操作方法与徐氏法相同，并且在其基础上，更详尽地指出了反复操作的次数。汪氏第二种操作方法分天地两层，并结合了青龙摆尾和白虎摇头法，不足之处是对左右盘转几次，以及如何分三提九按和三按六提没有具体指出。[51]李梴《医学入门》曰："龙虎交战，治疟疾先寒后热，一切上盛下虚等症，先浅入针，行四九三十六数，气行觉热，深入行三六一十八数。如疟疾先热后寒，一切半虚半实等症，先深入针，行六阴数，气行觉凉，渐退针行九阳数，此龙虎交战法也，俾阳中有阴，阴中有阳也。盖邪气常随正气而行，不交战，则邪不退而正不胜，其病复起。"李梴认为，龙虎交战法的操作应分浅深两层进行，并应结合疾病的寒热属性行针。其在徐氏、汪氏的基础上做了进一步发展，其操作步骤比较具体，并明确指出此法治病的机理是扶正除邪。《针灸大成》曰："龙虎交战手法，三部俱一补一泻。……凡用针时，先行左龙则左捻，凡得九数，阳奇零也。却行右虎则右捻，凡得六数，阴偶对也。

乃先龙后虎而战之，以得气补之，故阳中隐阴，阴中隐阳，左捻九而右捻六，是亦住痛之针，乃得返复之道，号曰龙虎交战，以得邪尽，方知其所，此乃进退阴阳也。"

左捻针九阳数和右捻针六阴数，是徐凤龙虎交战的基本方法。汪氏在发展徐氏法的同时，巧妙地结合青龙摆尾和白虎摇头法，丰富了龙虎交战手法的内容。李梴在徐氏、汪氏的基础上做了进一步发展。杨继洲则汲取徐凤和汪机的理论精华，使该法论述更加详细而明确，可操作性更强。

5. 进气法

进气法始见于《金针赋》。其主要是深层施补法，具有催气、行气、理气止痛、补气助阳之功效，临床用于治疗痛证，尤其适用于虚证疼痛。

《金针赋》曰："进气之诀，腰背肘膝痛，浑身走注疼，刺九分，行九补，卧针五七吸，待气上下。"进针后刺入深层（九分），得气后紧按慢提九阳数施补法，然后将针卧倒，针尖向上使针感上行。"刺九分"强调的是针刺深度，九数位于西方金位。"行九补"中的九数代表万物的成熟，金的气化由收变为"化收"，意味着阳气的入内、收敛封藏，提插补法之"重按轻提"能导阳入内。"卧针五七吸"是行九补后，将针提退至四分处朝向病所卧倒针身，令患者吸气五口，再吸气七口；五数相应中央脾土，脾土健运以利水湿；七数相应南方为火之成数，南方生热，以温化寒湿。因此，《金针赋》之进气法完美演绎和体现了祛风为主，兼祛寒利湿的治疗原则和目的。[52]

《针灸问对》云："进气法。针入天部，行九阳数，气至，速卧倒针，候其气行，令病人吸气五七口，其针气上行,此乃进气之法。可治肘、臂、脚、身疼。"《金针赋》的进气法与后世杨继洲《针灸大成》载"运气法"相似。其曰："运气法，能泻，先直后卧。运气用纯阴，气来便倒针，令人吸五口，疼痛除病根。凡用针之时，先行纯阴之数，若觉针下气满，便倒其针，命患人吸气五口,使针力至病所,此乃运气之法,可治疼痛之病。"将针刺入后行六阴数,慢按紧提六次施泻法,得气后,将针卧倒使针尖朝向病所,令患者吸气五口,使气至病所。

6. 留气法

留气法又称流气法,始见于《金针赋》,具有补气助阳、行血散瘀的功效,用于治疗痃癖癥。其曰:"留气之诀,痃癖癥瘕,针刺七分,用纯阳,然后乃直插针,气来深刺,提针再停。"具体操作是:先进针后刺入中层七分,得气后实行补法,紧按慢提九阳数,然后将针直插至深层,再提针回原处,使气留针下。"刺七分"是强调针刺深度,七数位于南方火位,针刺入七分行九阳数,火位用九阳,故曰"用纯阳"火位用九阳,得纯阳之气后,再直插针至十分处(中央土位),将纯阳之气送达病"位"。《金针赋》中留气法可谓治疗痃癖癥瘕之上策[53]。(见图 **14**)

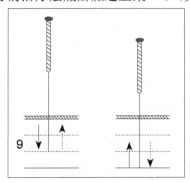

图 14 留气法示意图

《针灸聚英》载流气歌,云:"痃癖气块病初遭,时时发热病煎熬,手中在为流气法,腹间气块渐渐消。"《针灸问对》云:"留气法。用针之时,先进七分之中,行纯阳之数。若得气,便深入伸提之,却退至原处。又得气,依前法。"《医学入门》曰:"治痃癖癥瘕气块,先针入七分,行老阳数,气行,便深入一寸,微伸提之,却退至原处,又得气,依前法再施。"该法在《针灸大成》也有记载,其曰:"能破气,伸九提六。留气运针先七分,纯阳得气十分深,伸时用九提时六,癥瘕消溶气块匀。凡用针之时,先运入七分之中，行纯阳之数，若得气，便深刺一寸中，微伸提之，却退至原处；若未得气，依前法再行。可治癥瘕气块之疾。"具体操作是：先针刺入七分，行九阳数，紧按慢提九次，得气后，再深刺一寸，微伸提行六阴数，慢按紧提六次，退针至原处，未得气再施针。

7. 抽添法

抽添法，抽指上提，添指按纳。具有催气、助气、添气之功效，临床用于纳气散结。

《金针赋》曰："抽添之诀，瘫痪疮癞，取其要穴，使九阳得气，提按搜寻，大要运气周遍。扶针直插，复向下纳，回阳倒阴。指下玄微，胸中活法，一有未应，反复再施。"具体操作是：进针后，先提插或捻转九阳数以促使得气，再向周边多向提插，然后再向下直刺按纳。

《针灸问对》云："抽添法，针入穴后，行九阳之数，气至，慢慢转换，将针提按，或进或退，使气随针至于病所，扶针直插，复向下纳，回阳倒阴。"又云："抽添，即提按出纳之状。抽者，拔而数拔也。添者，按而数推也。取其要穴，先行九阳之数，得气，随吹按添，就随吸提抽，其实在乎动摇、出内、呼吸同法。以动摇、出内、呼吸相兼并施，故曰同法。谨按生成息数足效也。此治瘫痪、半身不遂之疾。"并指出"按以添气。添，助其气也"。"提以抽气"，《针灸大成》称该法为"中气法"，也称"纳气法"。其曰："能除积，先直后卧，泻之。凡用针之时，先行运气之法，或阳或阴，便卧其针，向外至疼痛立起其针，不与内气回也。"

七、当仔细，解出针奥妙，释松紧迟缓要义

《针灸大全·金针赋》非常重视出针之法，提出"况夫出针之法，病势既退，针气微松；病未退者，针气如根，推之不动，转之不移，此为邪气吸拔其针，乃真气未至，不可出之。出之者，其病即复，再须补泻，

停以待之，直候微松，方可出针豆许，摇而停之。补者吸之去疾，其穴急扪；泻者呼之去徐，其穴不闭。欲令腠密，然后吸气，故曰下针贵迟，太急伤血；出针贵缓，太急伤气。"认为针下感觉紧涩为邪气，针下感觉徐缓为真气，主张必须候针下感觉微松后才可以出针。《金针赋》之出针之法，确是从其丰富的实践中总结出来的经验之谈。临床中可遇到因针下之气未松而急于出针者，患者常感到针刺局部或被针刺肢体沉重困乏，甚至肢体举动无力，严重者这种感觉可延续一两日方才消退。另外，也有患者因出针过急而出现"其病即复"的现象。

  总之，《金针赋》是《针灸大全》的核心篇目，是针灸学发展史上论述针刺的重要文献，它凝聚了徐凤对针灸学发展的贡献，对后世针刺手法的发展都具有深刻的影响和现实的指导意义。

第三节 按时定穴论子午，灵龟飞腾臻完备

子午流注针法属古典时间针灸学的范畴，是我国历代医家在认识到人体生命运动存在节律性的基础上，在古代哲学人与天地相参、与四时相应的"天人合一"思想指导下所创立的一系列颇具神秘色彩的针灸治疗方法。[53]子午流注针法以时间为主要条件，以五输穴为基础，根据人体气血流注脏腑经络的日、时开穴规律，配合天干、地支、阴阳、五行、五输穴联合组成的一种逐日按时开穴治病的方法。国外学者称之为"中国式的生物钟"、"中国式的时间医学"。

古代医家十分强调天人相应，注重时间和气候的变化对人体的影响。《素问·八正神明论》曰："凡刺之法，必候日月星辰四时八正之气，气定乃刺之。""先知日之寒温，月之虚盛，以候气之浮沉，而调之于身。"《标幽赋》云："望（十五）不补而晦（三十）不泻，弦（上弦初七、初八，下弦二十二、二十三）不夺而朔（初一）不济。"指出针刺之时，必先观察日月星辰四时八正的气候，再根据气候运用针法。《灵枢·四时气》说，"四时之气，各有所在，刺灸之道，得气穴为定"，《灵枢·顺气一日分四时》说，"百病多以旦慧、昼安、夕加、夜甚"，表明年月、四季、昼夜的寒热温凉对疾病有着明显影响。《灵枢·卫气行》篇说，"谨候其时，病可与期；失时反候者，百病不治"，说明针灸施术应择时而行，按时开穴。针灸施术若能择时而行，就能产生更好的疗效。这种按时开穴的治疗原则，是《黄帝内经》"人与天地相应"思想的发展。

徐凤对按时针刺、按时选穴之说尤为推崇。其所著《针灸大全》首次对"子午流注"的名称做出了详细而明确的解释，并对按时选穴的理论和内容进行了必要的诠释、补充与发展，其所叙述的子午流注针法、灵龟八法、飞腾八法等内容，堪称按时取穴法之准绳，成为后世临床使

用时遵循的法则，使后世在讨论按时取穴法时有法可宗。这是徐氏的又一大贡献。现今论述按时取穴法者，仍然大多以《针灸大全》为主要参考。

一、子午之名细考辨，流注之法编歌诀

1. 全面阐述子午流注命名及意义

子午流注针法导源于秦汉，创立于宋朝，发展于金元，盛行于明代。《素问·六微旨大论》曰，"天气始于甲，地气始于子，子甲相合，命曰'岁立'。谨候其时，气可与期"，提出了以干支顺序推算，形成六十环周的岁次，并强调要候其气至再予下针，这样才可如期而愈。《灵枢·本输》曰，"凡刺之道，必通十二经络之所终始，络脉之所别处，五输之所留，六腑之所与合，四时之所出入，五脏之所溜处"，提出五输穴的经气出入、气血盛衰与四季阴阳消长有关。

子午流注之名始出于元代何若愚的《子午流注针经》。该书总结了古医家对气血流注、按时针灸的认识，全面讨论了子午流注纳甲法的理论原则和具体方法，从而确立了其理论体系，但该书并未阐明子午流注之义。元代窦汉卿的《针经指南》、王国瑞的《扁鹊神应针灸玉龙经》丰富了子午流注的内容，并对子午流注针法广泛传播。其中，窦氏在《标幽赋》中所云"一日取六十六穴之法，方见幽微，一时取一十二经之原，始知要妙"就是对子午流注针法的很好宣传。徐凤、高武、杨继洲等在发展宋金元子午流注理论的基础上，对其进行了系统的总结。其中，徐凤对子午流注针法的发扬起到极大的作用，他在《针灸大全·论子午流注之法》中对子午流注命名意义做了全面的阐述。

徐凤在《针灸大全·论子午流注之法》中曰："夫子午流注者，刚柔相配，阴阳相合，气血循环，时穴开阖也。何以子午言之？曰：子时一刻，乃一阳之生，至午时一刻，乃一阴之生。故以子午分之，而得乎中也。流者，往也；注者，住也。"子午是昼夜阴阳消长的枢纽，概括了阴阳的变化、时间的推移。从阴阳来看，子为阳之始、阴之末，为阴盛之时，阴极生阳，是一阳初生的半夜；而午为阴之始、阳之末，为阳盛之时，阳极生阴，是一阴初生的中午。从时间上看，一天有十二个时辰，用子午以分昼夜，子时是夜半，午时是中午；一年之中，子是农历的十一月，为"冬至"时节，午是农历五月，是"夏至"时节。"流注"二字，是形容自然界水的流动转注。中医学将人体气血循环比作水流，因此，流注指气血循环的去留关系，流往者为阖，注住者为开。徐凤生动形象地概括了子午流注针法。综观徐凤对子午流注的论述可知，子午流注针法是以十二经脉肘膝以下的六十六个特定经穴为基础，以时间变化为依据，根据气血流注，盛衰开阖的道理，运用阴阳、五行变化，天干、地支所司，脏腑、经脉所主，逐日按时开穴补泻的一种针刺取穴方法。气血流注到某穴的时间称为"逢时"，此时穴开；气血流注某穴的时间已过，称为"过时"，此时穴闭。[53]

2. 补充子午流注选穴方法

徐凤在论子午流注针法时云"经中必有返本还原者，乃十二经出入之门户也。阳经有原，遇俞穴并过之。阴经无原，以俞穴即代之"，补充了阴经遇俞无原可过之弊。又云："阳干注腑，甲丙戊庚壬而重见者，气纳于三焦；阴干注脏，乙丁己辛癸而重见者，血纳包络。"并举例说："如甲日甲戌时……气纳三焦，荥穴属水，甲属木，是以水生木，谓甲合还元化本。又如乙酉时，以开肝井，至己丑时当脾之俞，并过肝原，重见乙未时，血纳包络，荥穴属火，乙属木，是以木生火也。余仿此。"这就具体规定了开穴原则："逢俞过原"，开俞穴时，同开值日经原穴，即为"返本还原"之意。阴经无原以俞代之。日干重见，则阳日气纳三焦，按"他生我"的原则开。"他"指三焦经五俞穴的五行所属，"我"指值日经的日干五行所属。阴日血归包络，以"我生他"的原则开穴。"他"为包络经五俞穴的五行所属。[54]

徐凤论子午流注："天干有十，经有十二，甲胆、乙肝、丙小肠、丁心、戊胃、己脾、庚大肠、辛肺、壬膀胱、癸肾，余两经，三焦、包络也。三焦乃阳气之父，包络乃阴血之母。此二经虽寄于壬癸，亦分派于十干。"据此，编括十二经纳天干歌"甲胆乙肝丙小肠，丁心戊胃己脾乡，庚属大肠辛属肺，壬属膀胱癸肾脏，三焦亦向壬中寄，包络同归入癸方"，是经络运行气血的流注日期，也称"天干值日经"。即甲、乙、丙、丁、戊、己、庚、辛、壬、癸十个天干，由胆、肝、小肠、心、胃、脾、大肠、肺、膀胱、肾十经，每日一经，轮流十日，周而复始。将心包络和三焦二经分配到每日按时纳穴，壬日过原时，兼过三焦经原穴阳池；癸日过原时，兼过心包络经原穴大陵。

徐凤《针灸大全》补充了子午流注选穴方法，按天干值日经，逢时开取值日经的井穴，下一个时辰按阳日阳时阳经穴、阴日阴时阴经穴和"经生经"、"穴生穴"的原则开穴，逢俞过原，最后阳日气纳三焦，阴日血归包络，并对"阴日血归包络"、"阳日气纳三焦"的具体所纳穴位，以及阴（脏）经返本还原的穴位，一一做了补充，从而使子午流注的选穴方法渐趋完备。使"经生经"、"穴生穴"、"阳日阳时开阳经穴"、"阴日阴时开阴经穴"、"返本还原"、"气纳三焦"、"血归包络"等内容更加充实、具体和完善，这些内容已成为子午流注针法开穴必须遵循的原则。[55]

3. 编成子午流注逐日按时定穴诀

徐凤子午流注之法现在也称子午流注纳甲法。天干以甲字开头，故名"纳甲法"，又称"纳干法"。"纳甲"一词首次在晋代魏伯阳所著《周易参同契》中提到，纳甲法首见于金代阎明广的《子午流注针经》，该书系统地论述了子午流注的理论原则和具体方法。第一次明确其内容及概念的则是明代刘纯的《医经小学》。明代徐凤的《子午流注逐日按时定穴诀》是在阎氏法的基础上改编而成的。[56] 时至今日，徐氏之法仍是临床运用的基本法，以十二经五输穴为基础，根据天干变化，推演经脉盛衰、气血流注、穴位开阖，强调时间因素对治疗效果的影响。[57]

徐凤子午流注开穴是根据"阳日阳时开阳穴，阴日阴时开阴穴"的原则进行配穴，以十日为一周期，循环开穴，为配穴规律。对于子午流注纳甲法，徐凤认为何若愚《子午流注针经》所载内容不全，鉴于此，他预先推算出一个周期的具体配穴名称或闭穴情况，将每日、每一时辰的开穴一一落实，编成歌诀十首。并对《子午流注逐日按时定穴诀》提出与考证过程做了进一步的说明，曰："右子午流注之法，无以考焉。虽《针灸四书》所载，尤且不全。还元返本之理，气血所纳之穴，俱隐而不具，余今将流注按时定穴，编成歌括一十首，使后之学者易为记诵，临用之时，不待思忖。且后图乃先贤所缀，故不敢废，备载于后，庶有所证耳。原图十二，今分十耳。"

徐凤的《子午流注逐日按时定穴诀》对子午流注针法的开穴提出了合理的方法，其内容简明扼要，使后学者易于记诵。临症应用时，能够迅速找出开穴，同时避免按通常方法计算时在换算过程中可能出现的错误，成为后世子午流注纳甲法开穴的依据，促进了子午流注针法在临床的推广和应用，受到后世医家的推崇。

二、发展前人之学说，创新灵龟飞腾法

灵龟八法的起源可追溯至秦汉时期。《内经》认为，人之生命活动是随着昼夜的阴阳变化而变化的，灵龟八法就是在这一理论的基础上发展而成。之后的历代医家均有顺时而养、依时而治的提法，但未形成系统的理论。元代王国瑞所著《扁鹊神应针灸玉龙经》首先提出了飞腾八法的学术思想，但与灵龟八法却有较大出入。八脉八穴的文字记载，则首见于窦汉卿的《针灸指南·流注八穴序》，但此八脉八穴并非灵龟八法。

灵龟八法实首见于明代徐凤的《针灸大全》。该书卷四详尽地记载了灵龟八法、飞腾八法、八穴配合歌和逐日干支歌等内容，并指出灵龟八法是由飞腾八法、八脉八穴和子午流注等学术思想整理而成的。灵龟八法又称"奇经纳卦法"，是运用九宫八卦原理，依据阴阳演变之道，结合人体奇经八脉的交会穴，按天干地支、《河图》和《洛书》数字进行推算，最后确定治疗选穴的一种方法。其理论基础在于"人与天地相参，与日月相应"。

灵龟八法与飞腾八法均是以《针经指南》流注八穴与"八卦"、"九宫"理论相结合的按时选穴之法。元代王国瑞将"流注八穴"与"九宫"、"八卦"结合，按日时天干地支选穴，命名曰"飞腾八法"，徐凤则正式更名为"灵龟八法"。徐凤还在《针灸大全》中载述了《八脉配八卦歌》、《八穴相配合歌》、《八法逐日干支歌》、《八法临时干支歌》等，并具体列举了灵龟八法干支并用推算运用八穴的方法，至此灵龟八法方臻完备。

同时，徐凤还自创了"只取本时天干"，不用地支推算八穴的飞腾八法，该法是时间针法之一。徐凤的飞腾八法与王国瑞的飞腾八法名同而实异。徐氏飞腾八法与王氏飞腾八法只是在八脉交会穴和八卦的配属上是相同的，在具体开穴方式上则完全不同。[58]徐凤的飞腾八法，将八穴八卦直接配上十干（因天干有十，最后二干壬与癸则与为首的二干甲和乙重合，即甲壬重合，乙癸重合），应用时按每日时辰的天干（时干）定穴，较之灵龟八法更加简单快捷。

目前子午流注针法（纳甲法）便是遵循徐凤的《子午流注逐日按时定穴诀》选定穴位；灵龟八法也是沿用徐凤所更之名，遵循徐凤所编之歌诀，所列举之推算方法选定俞穴。因此，徐凤所推崇的针刺时间学说，不仅对明代针灸学的昌盛起到推动作用，而且对现代针灸临床也产生了深远的影响。

第四节 岐黄训诫尊奥旨，济世活人论灸疗

徐氏承岐黄之论，博采前贤之术，总结概括自己之经验，对灸疗详加叙述，于卷六中专门介绍灸法，重点论述灸疗中出现的一些实际问题和施灸过程的注意事项，并对膏肓等穴的取法做了进一步的说明，对一穴有多名的穴位的名称进行了考证说明。

一、体位端正，选穴准确，致用方可疗效神奇

《灵枢·官能》曰："针所不为，灸之所宜。"灸为针之补充。《灵枢·背腧》指出，"气盛则泻之，虚则补之。以火补者，毋吹其火，须自灭也。以火泻者，疾吹其火，传其艾，须其火灭也"，详述了灸法补泻的操作方法，后世灸法补泻多以其为准。《灵枢·官能》说，"阴阳皆虚，火自当之"，艾灸能升提中气，温养元气，补阴和阳，故疾无论寒热，证无论虚实，都可以施以艾灸治疗。艾灸治病在于"艾火彻内，开郁通滞"，诚如《灵枢·官能》所论艾灸的作用："上气不足，推而扬之；下气不足，积而从之。"由此不难看出，灸法的主要作用是温散寒邪、祛风和营、行气活血祛瘀、温阳固脱，补中益气、调气通经等。[59] 但这种作用如何才能发挥好，如何才能物尽其能、法尽其用，徐凤认为，灸法选穴至为关键，要重视点穴，即选穴。徐凤说："凡点穴法，皆要平正，四体无使歪斜，灸时恐穴不正，徒坏好肉耳。若坐点则坐灸，卧点则卧灸，立点则立灸。反此，一动则不得真穴矣。凡灸先阳后阴，先上后下，先少后多，皆宜审之。"强调体位端正、选穴准确，如果不得"真穴"，就难以取得预期的疗效。

徐凤还对膏肓穴、四花穴、肾俞穴、骑竹马灸穴、心气穴等穴的取穴法和操作做了进一步的完善和诠释，如论取膏肓穴。膏肓穴出自孙思

邈《千金方》，属足太阳膀胱经，位于背部，当第四胸椎棘突下旁开三寸处。"心下为膏"，"心下膈上曰肓"，穴当心膈之间。主治无所不疗，为灸疗之要穴。如《千金方》所云："膏肓穴，无所不治，主羸瘦虚损，梦中失精，上气咳逆，狂惑忘误。"取穴方法众多。孙思邈《千金方》、王惟一《明堂铜人灸经》、庄绰《灸膏肓腧穴法》及其中所录京师大医石用之、平江人叶元善、常熟县医工潘琪、衢州开化县普鉴院僧仲闻等人取膏肓穴方法，方法各异。徐凤亦重视此穴的取法，随将此取穴法载于《针灸大全》一书中，使"具而明白备载于此，学者仔细详审，依法取之，无不得其真穴也"，并结合庄绰揣骨定穴和量命门穴上尺寸法取定膏肓双穴。其法与庄绰之法相似而略有不同。徐凤取穴之前要先限定患者视野，"医者先自坐，以目平正，却于壁上以墨作一大圈，却令患者坐，常使其目视圈，无得斜视别处，此亦良法也"，以保证取穴的准确性。同时，也提出因人而异的取穴思想。平常之人取此穴用揣骨定穴法，"若人肥大背厚，骨节难寻"，则用量命门上尺寸法，即"当以平脐十四柱命门穴为准"，自大杼至命门折量取穴。因人而异的取穴原则，因人施法，不泥于一法，以求准确，得以致效。

同时，徐凤还对后顶、强间、脑户等80个一穴有两名的穴位，络却、禾髎、童子髎等25个一穴有三名的穴位，百会、亚门、攒竹等6个一穴有四名的穴位，石门穴一穴有四名的穴位，腰俞一穴有六名的穴位的名称进行了考证说明。对6对一名两穴的穴位进行了归纳整理。通过考证，统一了一些穴位的名称以及不同名称所指穴位，这对俞穴学的发展有积极贡献。

二、炷之大小，壮之多少，宜随病之轻重而定

徐凤在灸疗中论艾炷大小、壮数多少。对艾炷的大小，要求"炷务

大",但"小弱也乃小作之","凡小儿七日以上,周年以还,不过七壮,炷如雀粪大"。亦可灵活变化。在论壮数多少时介绍了历代用灸壮数和自己的临床体会,提出了"皆视其病之轻重而用之,不可泥一说","惟以病之重轻而增损之"。同时,对以往多壮灸的数量做了进一步的解释,"斯所谓五百壮、千壮,岂可一日而尽,必待三、五、七日,以至三年、五年,以尽其数乃可得也",以使后之学者明了其本意。

三、用灸之法,应重宜忌,效方能显病方可安

早在《庄子·盗跖》中就说:"无病而自灸。"这不仅表明灸法已是当时常用治法,同时也提示着灸法有广泛的适应证,又有预防保健的意义。长沙马王堆三号墓出土的《足臂十一脉灸经》和《阴阳十一脉灸经》亦表明汉以前灸法就已经成熟并且广泛应用。灸虽能治病,也宜慎用。《素问·奇病论》指出:"病名曰息积,此不妨于食,不可灸刺……"《灵枢·终始》又云:"少气者,脉口人迎俱少而不称尺寸也。如是者,则阴阳俱不足,补阳则阴竭,泻阴则阳脱,如是者,可将以甘药,不可饮以至剂。如此者弗灸。"即久病不愈,阴阳俱虚的患者不宜用灸法,以免补其阳气,使属阴的五脏之气更趋衰竭,泻其病邪,使属阳的六腑之气更趋虚脱。故此类患者当慎用灸法。[59]

故此,徐凤认为,灸疗中尤应注意宜忌,方能"开郁通滞、升阳举陷",充分发挥灸法的治疗作用,收到明显的效果。

重视艾灸火源的选择。《黄帝虾蟆经》记载"辨灸火木法",认为松、柏、竹、橘、榆、枳、桑、枣八木不宜作为灸火,灸则"害人肌肉、筋脉、骨髓"。宜取阳燧槐木、膏油之火作为灸火。徐凤继承前人之说,亦认为火源对艾灸也有一定的影响,应当做一选择。徐凤说:"凡取火,若得火珠曜日,以艾承之,得火为妙。次有火镜曜日,亦以艾引得火亦良。今人有清油点灯,

传火点艾是也，兼滋润灸疮，至愈不疼痛，用蜡烛更佳。"可谓匠心独运，细致入微。

重视灸疗发疮和治疮的方法和措施。"凡艾灸，须要疮发，所患即愈，不得疮发，其疾不愈。"发疮的方法为古法用"底灸令热，熨之"，今法用"赤皮葱三五茎，煨热，熨疮"，或用"麻油搽之"，或用"牙皂角煎汤候冷，频频点之而发"，为防气血衰，可用四物汤滋养。同时，对发疮后疮的治疗措施亦进行了阐述。徐凤说："凡贴疮，古人春用柳絮，夏用竹膜，秋用蜡叶，冬用兔腹上白细毛，猫腹上毛更佳。今人每用膏药贴之，日一二易，则疮易愈。"还指出应加入"祛风散气滋血疗损之药，随症入之为妙"，则疮易愈。

重视灸疗后的调护宜忌。灸之后忌食"猪、鱼、热面、生酒、动风冷物。鸡肉最毒"。但在治疗灸疮不发时，可辨证应用，不可固于陈说，是当古人忌而今人灸疮不发者，"用小鸡、鲢鱼食之而发者，所谓以毒而攻毒。其理亦通，亦宜少用为佳"，充分体现徐凤以临床为首要，辨证施治的思想。同时，灸疗后的保养亦当重要。徐凤说："凡灸后，切宜避风冷，节饮酒，戒房劳。喜、怒、忧、思、悲、恐、惊七情之事，须要除之。可择幽静之居，养之为善。""病之愈，在三分治，而七分养"的思想表露无遗，这种思想对现今疾病的康复也有一定的指导意义。

更难能可贵的是徐凤不泥先贤之论。徐凤说，"若夫急难之际，卒暴之疾，命在须臾，宜速治之。若泥于禁忌，已沦于鬼神，岂不误哉"，对《千金》中的灸法避忌带有迷信色彩的论点进行了批判。

灸法在《针灸大全》中单列卷六，体现了徐凤对灸法的重视。徐凤在《金针赋序》中说："凡有疾者求治，不用于针，多用于灸，自是梓岐风谷之法荒废，而名不闻。"在其隐居之后，治病多用灸法。徐凤灸疗的最大特色是对先贤的灸疗法理论做了批判的继承，同时，亦有所质疑与创新，并对一些重要的穴位，如四花穴、膏肓穴、肾俞穴等的定位及灸法做了详细说明。徐凤这些简单质朴的论说不仅对时人灸疗治疾有指导意义，而且还体现了徐凤治疾施法以辨证施治、简单实用，注重细节、确切有效为原则的济世活人的学术思想。当然，徐凤如此详细地论述灸法，不仅体现其针灸并重的学术思想，更对当时重视针法忽略灸法的倾向具有纠偏就正的指导意义。[60]

第五节 同身折量定孔穴，编撰歌括易记诵

同身折量始见于《灵枢·骨度》篇。它是将人体的各个部位分别规定其折算长度，作为量取腧穴的标准。"同身折量"，即"身寸之寸"、"同身寸法"。"同身寸"中的"一寸"对于不同身高的人，长短不同，这主要是由身体比例来决定的。同身寸作为针灸取穴比量法，出自《千金方》，是指以患者本人体表的某些部位折定分寸，作为量取穴位的长度单位。主要有骨度和指寸法两种，临床多指后者，如中指同身寸等。此外，还有目寸、口寸等。

手指同身寸定位法是指依据患者本人手指为尺寸折量标准来量取腧穴的定位方法，又称指寸法。常用的手指同身寸有以下三种：一是中指同身寸。以患者中指中节两端皱纹头（拇指、中指屈曲成环形时）之间的距离作为一寸，可用于四肢部取穴的直寸和背部取穴的横寸。二是拇指同身寸。以患者拇指的指间关节（拇指皱纹处）的宽度作为一寸，主要适用于四肢部的直寸取穴。三是横指同身寸。令患者将食指、中指、无名指和小指并拢，以中指中节横纹为标准，画一横线，其四指的宽度作为三寸，食指与中指并拢为一寸五分。四指相并曰"一夫"，故此法又称"一夫法"。

关于中指同身寸法的选取标准，历代文献的描述颇有差异。《千金方》云："中指上第一节为一寸。"《圣惠方》云："手中指第二节内度两横纹相去一寸。"徐凤曰："今考定以男左女右大指与中指相屈如环，取中指中节横纹上下相去长短为一寸，谓之周身寸法为准则。"并附两幅图详细说明屈伸中指两种折量法，屈指量法为"中指屈其中节，以边两文之尖相去者，量之是为一寸"，伸指量法为"中指自上节下之横文，量至中节

下之中文,相去之间为一寸"。这里徐凤主要选用了中指同身寸法对穴位进行定位。论述较为详细且较其他取法准确。有学者通过实验发现正确的中指同身寸法应以掌面中指第二节两端纹头长为标准,[61] 亦是徐凤所云之法。

腧穴的发现是由少到多,逐步积累起来的。《内经》各篇所载的穴名为160。《针灸甲乙经》所转载《明堂孔穴针灸治要》一书中的内容,其穴名为349。后世《铜人腧穴针灸图经》、《针灸资生经》、《十四经发挥》、《类经图翼》、《医宗金鉴》等书又略增补,至《针灸逢源》十四经穴名为361。

徐凤"周身折量法"主要参考杨上善著《名堂经》、王惟一著《铜人腧穴针灸图经》、王执中著《针灸资生经》和皇甫谧著《针灸甲乙经》等著作来订定穴位,并编辑成歌诀,以便记诵应用。其确定周身寸,考订了头、面、胸、背以及十二正经的穴位,更难能可贵的是,徐凤将所有考证的穴位分部位、分经络编成歌括,易诵易记,为后代学者开辟了一条学习针灸穴位定位的捷径。

明代汪机《针灸问对》说,"经络不可不知,孔穴不可不识。不知经络,无以知气血往来;不知孔穴,无以知邪气所在。知而用,用而得,病乃可安",指出了经络与穴位的关系及其重要性。针灸各法施术都是通过作用于腧穴而实现的,它基于经络腧穴所具有的传导感应和调整虚实的功能。《千金翼方》说,"凡孔穴者,是经络所行往来处,引气远入抽病也",说明穴位是通过经络而与人体各部发生联系,能"引气远入"而治疗相关病症。通过选取正确的方法、准确的折量,使穴位的定位更加准确,从而疗效也更加明显。徐凤为后世定穴法做出了一定的贡献。

第六节 创新体裁辑歌赋，言简意赅扬针灸

歌与赋是两种不同风格的文体。歌指句句均为相同字数的韵文体，内容上言语朴实、通俗易懂，形式上语句对仗工整。歌常与诗并提，称诗歌。被称为十三经之首的《诗经》，即我国文学史上早期"歌"体著作的代表。赋是字数不拘的韵文体，起源于战国，形成于汉代，是由楚辞衍化出来的，经历了汉赋、骈赋、律赋、文赋等几个阶段。唐、宋两代提倡自由叙事、抒情、议论的文赋写作方式，而这一时期也正是针灸学术理论空前发展的时期，故此，针灸各赋多以文赋来写。其词藻华丽、雅俗共赏，形式上语句错落有致。文学家陆机在《文赋》里说，"诗（歌）缘情而绮靡，赋体物而浏亮"，意即诗歌是用来抒发主观感情的，要写得华丽而细腻；赋是用来描绘客观事物的，要写得爽朗而通畅。其共同特点是以简洁的语言、和谐的音韵、流畅的节律来诠释人的主观认知，描述客观存在。也是基于歌赋这样一些特点以及文学体裁在医学著作中的应用影响，用歌赋来概括、表达繁冗深奥的针灸医理，使医理表述形式简洁明快、贴切自然，能够很好地发挥歌赋这一文体的优势，使医理借助于文学体裁的翅膀飞升。徐凤正是基于这样一种思想，充分运用歌赋体文章读来朗朗上口而易于诵读记忆，表意言简意赅且易于流传推广的特点和优势来发扬和光大针灸医理。自此以后，针灸学的普及及歌赋体裁的发展，已成为当时书写流行时尚。[62]

一、创新辑录形式，编著针灸大全，开启歌赋集录开端

在古代重要针灸书籍中，刊载针灸歌赋的情况为：金代窦汉卿的《针

经指南》有著名的《标幽赋》和《通玄指要赋》；元代王国瑞的《针灸玉龙经》有《一百二十穴玉龙歌》和《注解标幽赋》等14首；元末明初，徐凤的《针灸大全》内容主要采用歌赋体形式，载有《长桑群天星秘诀歌》、《马丹阳天星十二穴并治杂病歌》、《席弘赋》和《金针赋》等35首。而在其后，高武的《针灸聚英》载有《肘后歌》、《百症赋》等65首；杨继洲的《针灸大成》载有《注解标幽赋》、《胜玉歌》等110首；吴崐的《针方六集》载歌赋14首；张景岳的《类经图翼》和《类经附翼》载歌赋23首；清代吴谦等编的《医宗金鉴·刺灸心法要诀》载歌赋40首；清代医籍《凌门传授铜人指穴》载歌赋44首；李学川的《针灸逢源》载歌赋19首等。[63]

不难看出，徐凤的《针灸大全》首创以歌赋体裁为主进行编撰，是明初乃至明以前第一部集录歌赋体针灸全书，开歌赋体集录之先河。同时，对明、清时代针灸集录著作蔚然成风以及歌赋集录的不断涌现有一定影响，这一体例对后世针灸书目编录也产生了深远的影响。

二、收录歌赋佳作，保留针灸文献，传承针灸学术思想

徐凤的《针灸大全》中，首次出现的歌赋达8篇之多，[63] 具体如下：

《孙思邈十三鬼穴歌》全歌共17句，238字。其后，《针灸聚英》、《针灸大成》等书均转载此歌，但《针灸聚英》题为《孙真十三鬼穴歌》，《针灸大成》题为《孙真人针十三鬼穴歌》，文字亦略有出入。

《长桑君天星秘诀歌》全歌共18句，252字，列举了23种常见病症的针灸取穴，多用配穴，并强调施针的先后顺序，共取穴28个。其后《针灸大成》转载。

《马丹阳天星十二穴并治杂病歌》全歌共910字，计总歌一首，各穴分歌十二首，由元代王国瑞《玉龙经》中的《天星十一穴歌诀》演变而来，

除增加太冲一穴外,文字上亦略有差异。

《四总穴歌》全歌仅 20 字,将足三里、委中、列缺和合谷四个常用穴位的主治做了简明的归纳和概括。其后,《针灸聚英》、《针灸大成》都将其收入书中。后世医家又补充"胸胁若有病,速与内关谋",进而修改成"胸胁取内关,少腹三阴谋"或"酸痛取阿是,少腹三阴谋",亦称为《六总穴歌》。

《千金十一穴歌》全歌共 14 句,70 字,列 6 症,载穴 10 个。其后见载于《杨敬斋针灸全书》、《类经附翼》、明抄本《十四经络歌诀图》、《针灸易学》、《凌门传授铜人指穴》、《针灸穴法》等书中。其内容是在《四总穴歌》的基础上,加以相应的配穴增补而成,每症两穴。

《治病十一证歌》全歌共 44 句,616 字,列 11 症,共计取穴 29 个。其后,《针灸聚英》、《针灸大成》、《针灸秘奥》、《针方六集》等书均加以转载,但更名为《杂病十一穴歌》,而内容相同,故视为一首。

《灵光赋》全赋共 28 句,392 字,取穴共 42 个。其后,《针灸聚英》、《针方六集》等书均加以转载。

《席弘赋》全赋共 61 句,列 57 症,取穴 59 个。其后,《针灸聚英》、《针灸大成》、《针灸秘奥》、《针方六集》等书均加以转载,内容主要是叙述席弘一派的针灸经验。

三、撰述心得歌赋,方便后学记诵,发扬针灸医学理论

徐凤著《针灸大全》初衷就是要以简练的语言表达针灸深奥的医理,这一点在《针灸大全》中多次提到"使后之学者,易为记诵,临用之时,不待思忖",以便于学习、记忆、流传、推广和普及。为此,徐凤做出的贡献是不可磨灭的。其在《周身折量法》说:"订定孔穴,集成歌括,名

曰《周身折量法》也。使学者易于记诵,则孔穴了然在目。"在说到《金针赋》的内容时说:"言虽直简,其义详明,尤其贯穿次第有序,使后之学者易为记诵,其传不泯。"在《子午流注逐日按时定穴诀》中亦说:"予今将子午流注按时定穴,编成歌括一十首,使后之学者,易为记诵。"

《针灸大全》所录及徐凤自撰针灸歌诀歌赋经历代医家流传,浓缩了大量针灸学精华,语言精练,朗朗上口,易于诵读,便于记忆。通篇使用歌赋,言简意赅,阐发幽意,发扬针灸,赋中精彩,值得后学者品读欣赏,也为后世研习者提供了一条便捷的学习途径。同时,多篇名篇佳作为首次出现,并最先辑录于《针灸大全》中,不仅保护了针灸古医籍,更延续了针灸学术思想的传承,对针灸学的发展做出了巨大贡献。

第四章
徐凤针灸学术思想内涵剖释

第一节　重医理，针灸两法并重，传播岐黄医学之道

第二节　重实用，推崇窦派思想，传承济世活人之术

第三节　重集录，博采众家歌赋，传世精益求精之篇

第四节　重创新，不泥先贤之囿，传扬针灸医理之要

第一节 重医理，针灸两法并重，传播岐黄医学之道

徐凤精研《内经》、《难经》等医学经典，博采先贤针灸学术思想，重视医学理论的继承，秉持针灸医理，不偏于应用针法而忽视灸法，亦不偏于应用灸法而忽视针法，而是唯从医理，随病之轻重、法之所宜，辨证施治，因病求法，针灸两法并重。

纵观针灸学的发展，灸法应当早于针法。在古人社会生产实践中，灸疗占有很大的比重。最早重灸轻针，至宋代时重灸轻针思想日益严重。直到宋代后期，以及金元时期，随着专论针法的医家及著作的出现，逐渐改变了重灸轻针思想。徐氏早年"凡有医者，不用于针，而用于灸"，重视灸法的应用。后来"恐针法荒废"，更以"济人之心为心"，重视针法的应用，突出体现在《金针赋》对针法的发挥与创新。《针灸大全》中所论灸法，偏重于灸疗的调护宜忌，亦如郑魁山所云，"书中论述的灸法，切合实用，早为医家所赞许"。而专论针法的《金针赋》亦将单、复式针刺手法发挥到了极致，亦如刘冠军所言，"为我国针灸史上影响最大的一篇针刺手法专著"。

徐凤树立了针灸两法不可偏废，临证治要，唯医理是举的思想。正如《黄帝内经·异法方宜论》中提出的"圣人杂合以治，各得其所宜"，亦如孙思邈所言，"其有须针者，即针刺以补泻之；不宜针者，直尔灸之……若针而不灸，灸而不针，皆非良医也"。

第二节　重实用，推崇窦派思想，传承济世活人之术

徐凤针灸学术思想着眼于实际，重实用。徐凤所处时代背景决定了其所担负的历史使命。徐氏尤其对窦汉卿流派的思想继承与发展最为突出和明显。徐氏对窦汉卿的学识非常敬佩，幽意阐发，撮简针要。在继承创新的基础上，传后世济世活人之针灸理法。

徐凤以仁德存心，对民众疾苦满怀同情仁爱之心，《针灸大全》中多次提到，如在卷五勘编《金针赋》时说，"予今以活人为心，更不珍藏，载于卷中，与同志之士共知"，在定取四花六穴之穴时说，"今具真格，使学者一见了然无误，岂非活人之心哉"等。由此可见，徐凤把患者的疾苦当作自己的疾苦，由心而发，表现出针灸医理的实施当以患者为中心的高尚医德。同时，对自己研习的心得毫无保留，谦言以示后学，体现出针灸大家的博大胸襟。

徐氏论医理，遵循《内经》、《难经》之方，博医源，推崇窦派思想；论针法，讲求简便实用。其所倡导的下针十四法、飞经走气四法、治病八法、子午流注等济世活人之法，对后世具有重要的影响。

第三节　重集录，博采众家歌赋，传世精益求精之篇

《针灸大全》以集录歌赋的编著体例，更是清晰地反映出徐凤编撰是书的初衷：以简约的形式，化繁为简，阐释针灸医理，不仅言简意赅，而且便于诵读记忆，有利于针灸学的发展，是普及和学习针灸学的一条简便并且有效的途径。

《针灸大全》所录及徐凤自撰针灸歌诀歌赋经历代医家流传，浓缩了大量针灸学精华，集各家学术之所长。突出的特点是通篇为实用的歌赋体文献，言简意赅，阐发幽意，发扬针灸。更可贵的是，其中有8篇名篇歌赋文献为首次出现，并最先辑录于《针灸大全》中，包括脍炙人口的《四总穴歌》。这不仅保护了针灸古医籍，更延续了针灸学术思想的传承，不能不说是对保存和传承针灸文献的一大贡献。同时，徐氏还将自己研习心得体会载于《针灸大全》之中，以方便后学之士，"易为记诵，临用之时，不待思忖"。《金针赋》、子午流注按时定穴诀、灵龟八法、飞腾八法等亦为后世所尊崇。

徐凤作为明初针灸学家，应用集录歌赋体体裁编撰针灸医书，开明代歌赋体编撰潮流之先河，博采众家歌赋，使针灸名篇佳作传于后世，发扬针灸医理。其心，汇集众家名篇，深思熟虑；其意，发扬针灸医理，至诚绵长。

第四节　重创新，不泥先贤之囿，传扬针灸医理之要

　　创新是徐凤学术思想的主基调，是贯穿其一生的不懈追求。徐凤虚心好学，不泥先贤，善于钻研，勤于思考，不盲从古训。

　　徐凤有着极强的创新意识和思想。这可以通过《针灸大全》可窥一斑。徐氏不以窦氏才高而止疑，对《标幽赋》的注解，其前不乏名家，但徐凤怀着超人的胆识和强烈的愿望注解《标幽赋》，充分彰显了其极高的针灸学术才华，有一种阐释和发挥前贤学说的创新精神。其注解水平之高，后之学者无出其右。徐凤"师先贤而不泥于成法，考古籍而不囿于目见"，传经典之真谛，其《针灸大全·金针赋》首倡三才理论，首创飞经走气"大段之法"，首提治病八法，对至深至奥的子午流注、灵龟飞腾之法，发挥释义，使其日臻完备。对子午流注的阐释与发展"可称是对针灸学的一大贡献，现代所用子午流注法，就是遵循徐氏的记述"。不仅如此，徐氏定孔穴，精于同身折量；论开穴，编按时定穴诀；谈灸疗，要重调护宜忌；考穴名，理清名称多少；重应用，唯从理法所宜。凡此种种，无不体现出徐凤极高的创新意识和对针灸医理的最高追求。徐氏创新针灸医理之处可圈可点，传扬针灸医理之要可敬可佩，亦如其所言，"言虽直简，其义详明"，使后之学人大有裨益，徐氏创新思想由是可见。

结 语

第一节 结论

第二节 现代研究及展望

第一节 结 论

一、徐凤针灸学术思想是对前人思想的继承、发展与创新

徐凤汲取《内经》和《难经》中针灸学术思想的精华,继承宋、金、元时期医家,尤其是窦汉卿等针灸流派和医家的学术思想,对针灸理论进行了发展创新,重点是对针刺手法和按时取穴思想的研究,对针灸学术理论的丰富与发展做出了贡献。

对前人针灸学术思想的继承,是徐凤针灸学术思想的源头活水,发展针灸医学理论,济世活人是徐凤针灸学术思想的不竭动力,有继承才能有创新,创新的根基才稳固,创新的成效才明显。徐凤所展现出来的这种孜孜以求的创新精神,集中体现在《针灸大全》的字里行间,体现在对古之先贤的精诚敬畏,对针灸医理的幽意阐发,对针灸文献的保存与发掘,对临症施法的灵活应用。徐凤正是以这种创新精神,传承了针灸学的理论精髓,发扬了针灸医理。

二、徐凤针灸学术思想对针灸学理论发展的贡献

任何一门学科都随着社会的进步而进步,科学技术也是随着社会的发展而不断发展变化的,当然也包括中医学中的一朵奇葩——针灸学。徐凤所处的时代正是针灸学理论和实践经历辉煌发展后的总结阶段。徐凤不仅对前人的针灸学术成就进行了总结,而且还进行了必要的批判性的释疑,更重要的是进一步加以发挥和创新,使后之学者有法可遵,有章可循。创新了歌赋体编撰针灸医书的体例,便于后学者学习记诵,传

扬针灸医理。徐凤所撰《针灸大全》充分体现了其学术思想的精华，对针灸学发展的贡献是巨大的，产生的影响是积极而深远的。

三、徐凤针灸学术思想对现代临床的指导意义

徐凤的针灸学术思想不仅对明代针灸学的昌盛起到推动作用，而且对现代针灸临床也具有指导意义。主要体现在以下四个方面：一是针刺手法。时至今日，亦为临床所应用及研究。二是子午流注针法。与现今的时间医学概念相符合。现在临床应用"子午流注针法"（纳甲法）便是遵循徐凤的《子午流注逐日按时定穴诀》选定穴位，灵龟八法也是沿用徐凤所更之名，遵循徐凤所编之歌诀及所列举之推算方法选定腧穴。三是临证施治因人因地因时制宜。四是孜孜以求的创新精神。医学作为一种经验医学，是发展的、变化的，只有秉承传统，弘扬针灸学术精华，才能逐本溯源，进而发展创新，使针灸学在新世纪达到崭新境界。

四、徐凤针灸学术思想历史的局限性及不足

徐凤所处元末明初的封建社会，受当时社会思潮影响，其学术中也具有一些主观臆断的成分，有其历史局限性。同时，有些思想亦在实践中有些不足。突出表现在以下五个方面：

（1）《金针赋》提出"男子之气，早在上而晚在下，取之必明其理，女子之气，早在下而晚在上，用之必识其时"的论点，将刺法捻转为男女、上下、左右的区分。对于这一点，其后如高武、汪机、吴崑、杨继洲等人都持批判态度，认为"似涉无稽之谈"、"今分早晚，何所据依"。[64]另外，徐凤区分男女行左右捻转、呼吸补泻手法的思想也有待商榷。

（2）天地人三才用针法，对于组织丰厚和组织浅薄处的行针方法未做进一步详细的论述与区分。深层三才用针法较好理解，对于皮肤、浅

薄软组织处的三才用针法当如何进行。亦如汪机批评说："且针出内（纳）而分三才，肉厚穴分，用之无碍，肉薄去处，法将何施？"同时，三才理论的应用是否适合于全部穴位，未做进一步论述，有待商榷。

（3）灸疗中"论避忌"曰："午以后不可灸，谓阴气未至，灸无不着，午前及早，恐人气虚，有眩晕之咎。急卒亦不可拘。若值大风大雨雷电，宜抽停之，必待晴明又灸可也。"未免有些绝对，此有待于商榷。另外，灸法根据"人神所在"，选择季节、日期、时辰的方法，要择吉日进行施灸之说，似有牵强附会之疑。疾之所去，病之所愈，安能限于吉日？

（4）同身寸法取穴，有男左女右之说，似无缘由，有待商榷。宫下功[65]通过实验研究亦认为同身寸分"男左女右"没有科学依据。

（5）经徐氏发挥修改阎氏法后的子午流注纳甲法，反使癸日出现了连续十个时辰的闭穴，不能体现子午流注中经脉气血循环灌注、周而复始、如环无端的基本理论；而且导致了关于三焦经、心包经原穴寄属问题之争论，至今尚未有统一的认识，阎氏法则无此等问题。经相生相克"闭穴"开穴法补充后，纳甲法每日每时都有开穴，所有开穴的属性符合五行相生相克（相制）的理论，更能体现子午流注经脉气血循环灌注、如环无端之基本理论。[56]

五、本研究的局限和不足

《针灸大全》学术思想涵盖了针灸学深奥之理，体现徐凤针灸学术思想之精粹，愚之所论举其一隅，疏庸薄发。本书仅通过《针灸大全》重点研究徐凤针灸理论思想、针刺手法、按时取穴思想和学术贡献，对其经络、腧穴、医案、临床经验等其他方面未予重点研究，乃因才智所限，文献乏匮，未能深入，实为遗憾。而待他日，精研其理。

第二节 现代研究及展望

针灸术源远流长，它蕴含丰富的生命学科的内涵，具有成本低、效益高的特点，有着其他学科所不能媲美的优势。在现代医学迅猛发展的今天，用现代科学技术来阐明它的原理，用现代的方法来研究并提高，亦不能忽视先贤之学术思想，只有从先贤的学术思想中汲取营养，才能更好地发展针灸。

徐凤作为一代针灸医家，对针灸学的发展做出了杰出的贡献。现代对其学术思想的研究分散于治病八法、飞经走气四法、子午流注针法的临床、实验等方面，而对其学术思想从理论层面上做系统研究者还未见。本书所论仅是抛砖引玉，还有待有志之士今后做全面系统的深入探究。

正如王国维在《人间词话》中所说："古今之成大事业、大学问者，必须经过三种境界：'昨夜西风凋碧树，独上高楼，望尽天涯路'，此第一境也；'衣带渐宽终不悔，为伊消得人憔悴'，此第二境也；'众里寻他千百度，蓦然回首，那人却在灯火阑珊处'，此第三境也。"吾辈当以此自励，秉持天赋、悟性、勤奋和执着追求，在杏林苑中锲而不舍。以研究徐凤及《针灸大全》学术思想为平台，加强对古文献的研究，取其精华，去其糟粕，使古老的针灸学术思想"古为今用"，焕发新的活力。

参考文献

[1] 黄龙祥．《针灸大全》考略[J]．中国针灸，1998（12）．

[2] 郑魁山，黄幼民点校．针灸大全[M]．北京：人民卫生出版社，1987．

[3] 蔡贵生．《针灸大全》学术思想初探．江西中医药，1995，26（4）．

[4] 郭霭春，主编．中国针灸荟萃（第二分册·现存针灸医籍）[M]．长沙：湖南科学技术出版社，1985．

[5] 易守菊．金元医学发展的政治嬗变因素[J]．中医文献杂志，2001（1）．

[6] 李成文．中医发展史[M]．北京：人民军医出版社，2004．

[7] 唐伟华．宋金元时期医学发展的社会历史背景探析[J]．辽宁中医药大学学报，2008，10（7）．

[8] 闫杜海，李成文．宋金元时期针灸学的发展[J]．河南中医学院学报，2003，18（5）．

[9] 黄凯文．二十四史针灸史料的研究[D]．广州：广州中医药大学，2008．

[10] 赵鸿君．论宋明理学对金元时期医学流派形成与创新的影响[J]．中国中医基础医学杂志，2005，11（2）．

[11] 杨冬青．浅谈中国医学史上针灸学的发展[J]．黑龙江中医药，2000（1）．

[12] 李鼎．金元时期针灸学术的发展[J]．上海中医药杂志，1995（3）．

[13] 徐春娟，陈荣，等．席弘、席弘学派与《席弘赋》[J]．中国针灸，2008（11）．

[14] 张吉，张若若．针灸学发展的断代分析[J]．中国针灸，1996（8）．

[15] 李宝金，李桃花．窦汉卿著作篇目考辨[J]．中国针灸，2008，28（4）．

[16] 郑美凤．论窦氏《标幽赋》的针刺学术价值[J]．福建中医学院学报，1998，8（1）．

[17] 朱惠玲，苏同生．明代前后针灸学发展概要[J]．陕西中医，1995，16（11）．

[18] 陈克正．古今针灸治验精华[M]．北京：中国中医药出版社，1993．

[19] 宋晓平．《席弘赋》针灸学术思想探微[J]．河南中医学院学报，2007，22（5）．

[20] 袁宜勤，王泽涛，等．窦汉卿的刺法学术成就探要[J]．上海针灸杂志，

2005, 24 (1).

[21] 李宝金. 窦汉卿生平及其学术思想源流考辨 [D]. 北京：北京中医药大学, 2007.

[22] 杨运宽, 胡幼平.《金针赋》作者辨疑 [J]. 针灸临床杂志, 2004, 20 (8).

[23] 魏稼. 各家针灸学说（高等医药院校试用教材）[M]. 上海：上海科学技术出版社, 1987.

[24] 黄幼民, 黄龙祥. 明代《针灸大全》传本、版本考 [C]// 第七届全国中医文献学术研讨会. 医论集粹 [M]. 北京：亚洲医药出版社, 2004.

[25] 郑魁山, 黄幼民点校. 针灸大全 [M]. 北京：人民卫生出版社, 1987.

[26] 包艳燕.《黄帝内经》论针灸临床医师轨范 [D]. 北京：北京中医药大学, 2002.

[27] 李宝金. 窦汉卿生平及其学术思想源流考辨 [D]. 北京：北京中医药大学, 2007.

[28] 严善馀. 明代医家徐凤针灸学术思想精萃 [J]. 中医药学刊, 2003, 21 (11).

[29] 郑美凤. 论窦氏《标幽赋》的针灸学术价值 [J]. 福建中医学院学报, 1998, 8 (1).

[30] 赵振国. 简介凝练丰富多彩——窦汉卿《标幽赋》修辞举隅 [J]. 医古文知识, 1994.

[31] 杨俊生, 衣蕾. 浅析标幽赋 [J]. 云南中医学院学报, 2003, 26 (4).

[32] 杨运宽, 胡幼平.《金针赋》作者辨疑 [J]. 针灸临床, 2004, 20 (8).

[33] 刘冠军. 中医针法集锦 [M]. 南昌：江西科学技术出版社, 1988.

[34] 袁宜勤. 徐凤的针灸学说探要 [J]. 上海中医药杂志, 2006, 12 (25).

[35] 许康.《金针赋》三维空间"气至病所"思想浅析 [J]. 江苏中医, 1997, 18 (12).

[36] 许建敏,王彩虹."飞经走气"四法探微[J].上海针灸志,2008,7(27).

[37] 盛燮荪,陈峰.飞经走气针法释义[J].中国针灸,1999(4).

[38] 刘磊,王富春.古今医家青龙摆尾针法技术对比分析[J].辽宁中医药大学学报,2007,9(6).

[39] 岳公雷,王富春,闫冰,等.古今医家白虎摇头针法探析[J].四川中医,2007,25(11).

[40] 常春园.子午捣臼和苍龟探穴刺法探究[J].内蒙古中医药,1998(2).

[41] 雷龙鸣,曾湘玲,等.王泽涛教授运用古典针法临床经验举隅[J].针灸临床杂志,2003,19(7).

[42] 吴节,蔡雪梅,等."烧山火"针法探微[J].四川中医,2005,23(2).

[43] 郑魁山.郑氏针灸全集[M].北京:人民卫生出版社,2000.

[44] 姜娜薇,陈静,宋立群.浅议"烧山火"[J].针灸临床杂志,1996,12(9).

[45] 魏晓日.透天凉革新手法介绍[J].海针灸杂志,2000,19(6).

[46] 严寿钊.烧山火、透天凉与《周易》的方法[J].上海中医药大学上海市中医药研究院学报,1998,12(1).

[47] 陆寿康,胡伯虎,张兆发.针刺手法一百种[M].北京:中国医药科技出版社,1988.

[48] 宋丽娟.浅谈"烧山火"、"透天凉"针刺的手法问题[J].江西中医学院学报,1994,6(4).

[49] 贾红玲.试论"龙虎交战"针法[J].针灸临床杂志,1999,15(2).

[50] 陈琳,高颖.古今医家龙虎交战针法探析[J].上海针灸杂志,2008,127(2).

[51] 贾红玲.试论"龙虎交战"针法[J].针灸临床杂志,1999,15(2).

[52] 方晓丽.《金针赋》治病八法中进气法、留气法之探析[J].中国针灸,

2009,29(11).

[53] 戴惠,白纯. 子午流注与中国古代哲学[J]. 中华医史杂志,2000,30(4).

[54] 常小荣. 论子午流注针法的基本思想及其局限性[J]. 湖南中医学院学报,1998,18(2).

[55] 田雁."子午流注逐日按时定穴歌"作者辨析[J]. 甘肃中医,1994,(7)5.

[56] 方晓丽,薛宏升. 子午流注纳甲法中"闭穴"之我见[J]. 上海针灸杂志,2009,28(9).

[57] 黄泳,符仲华. 关于子午流注纳甲法机理的思考[J]. 针灸临床杂志,1997(10).

[58] 郭金杰. 名同实异的两种飞腾八法[J]. 江西中医药杂志,2009,40(1).

[59] 张宏生,陈朝晖. 浅谈《内经》灸法[J]. 中国医药指南,2009,7(12).

[60] 蔡贵生.《针灸大全》学术思想初探[J]. 江西中医药,1995,26(4).

[61] 牛素平,马晓红. 手指同身寸的研究[J]. 南京中医药大学学报,1996,12(2).

[62] 张吉,张若若. 针灸学发展的断代分析[J]. 中国针灸,1996(8).

[63] 武晓冬. 古代针灸治疗歌赋腧穴主治探讨北京[D],北京:中国中医研究院,2002.

[64] 李鼎. 谁为金针赋一篇——《金针赋》的作者及其内容评析[J]. 上海中医药杂志,1994(7).

[65] 宫下功. 针灸取穴同身寸的研究[J]. 北京中医杂志,1991(5).

[66] (宋)刘牧. 易数钩隐图[M]. 上海:上海古籍出版社,1989.

[67] (元)窦桂芳. 针灸四书[M]. 北京:人民卫生出版社,1983.

[68] (明)高武. 针灸聚英[M]. 北京:人民卫生出版社,1986.

[69] (明)汪机. 针灸问对[M]. 南京:江苏科技出版社,1986.

[70] 黄帝内经[M]. 西安:陕西旅游出版社,2003.

[71] 陈璧琉，郑卓人．灵枢经白话解 [M]．北京：人民卫生出版社出版，1962．

[72] 周凤梧，王万杰，等．黄帝内经素问白话解 [M]．北京：人民卫生出版社，1963．

[73] 黑龙江省祖国医药研究所校释．针灸大成校释 [M]．北京：人民卫生出版社，1984．

[74] 上海书店．二十五史·元史 [M]．上海：上海古籍出版社，1986．

[75] 上海书店．二十五史·明史 [M]．上海：上海古籍出版社，1986．

[76] 程宝书．针灸大辞典 [M]．北京：北京科学技术出版社，1987．

[77] 张大千．中国针灸大辞典 [M]．北京：北京体育出版社，1988．

[78] 何爱华．难经解难校释 [M]．北京：中国中医药出版社，1992．

[79] 尚志钧，翟双庆．中医八大经典全注 [M]．北京：华夏出版社，1994．

[80] 王辉．易经（编译）[M]．西安：陕西旅游出版社，2003．

[81] 王国维．人间词话 [M]．呼和浩特：内蒙古人民出版社，2003．

[82] 王启才，杨卓欣．针灸医学宝典 [M]．北京：中医古籍出版社，2004．

[83] 邢玉瑞．黄帝内经理论与方法论 [M]．西安：陕西科学技术出版社，2004．

[84] 曹明纲．赋学概论 [M]．上海：上海古籍出版社，2009．

[85] 靳瑞．针灸医籍选 [M]．上海：上海科学技术出版社，1986．

[86] 李鼎．经络学 [M]．上海：上海科学技术出版社，1995．

[87] 罗永芬．腧穴学 [M]．上海：上海科学技术出版社，1995．

[88] 杨兆民．刺法灸法学 [M]．上海：上海科学技术出版社，2009．

[89] 张立剑．针灸史话 [M]．北京：人民卫生出版社，2010．

跋

"以铜为鉴,可以正衣冠;以人为鉴,可以明得失;以史为鉴,可以知兴替。"中华民族古朴而灿烂的文明生生不息传承5000年。在古代四大文明中,中华文明是唯一没有断层的文明。文明传承的载体是什么呢?当然是人。人不仅是自然的,更是社会的。人的这种属性,突出地表现在对人类文明的传承过程中。中医药在中华文明传承中做出了不可磨灭的贡献,保障了中华民族血脉的繁衍和文明的一脉传承。

中华文明的进步离不开中医药,中医药事业的发展离不开传承,经典的传承就要对经典进行深入研究与考证,在漫漫的历史长河中找寻她的本来面目。在目前中医药发展的巨大机遇面前,中医人要紧抓机遇,立足根基,真正使中医药的发展契合社会经济的发展,在保持传统经典的前提下挖掘与整理。现在,针灸医学的发展迎来了新的春天,尤其在国外和经济发达的地区,越来越多的人开始认可这种传统治疗手段。我们针灸人该做些什么呢?我想更多的可能是对传统的正确认知、对传统的继承传播、对传统的发扬光大。在现代社会,用西医的评价体系来评判中医的有效性和安全性,这对中医是不公平的,也是不科学的。中医和西医是两种截然不同的两个医学体系,虽然两者针对的对象都是人,但是,它们研究的理论基础不同,研究的切入点不同,研究评判的标准不同,因此,不能用其中一种体系的评判标准去评价另一种体系。在现代研究中,作为中医人应更多地去思考如何建立自己的标准和评价体系,更加符合人们认知和评判事物的规律。用这种规范的、可操作的体系来评价自身的价值和科学性,让传统的中医疗法为现代人更好地认识和接受。针灸亦是如此。

正如王国维在《人间词话》中所说:"古今之成大事业、大学问者,必须经过三种境界:'昨夜西风凋碧树,独上高楼,望尽天涯路',此第一境也;'衣带渐宽终不悔,为伊消得人憔悴',此第二境也;'众里寻他千百度,蓦然回首,那人却在灯火阑珊处',此第三境也。"吾辈当以此自励,秉持天赋、悟性、勤奋和执着追求,在杏林苑中锲而不舍。